HARZ- UND PECHSALBEN

Servus

Das große kleine Buch

Karin Buchart

HARZ- UND PECHSALBEN

Das Glück mit dem Pech

Inhalt

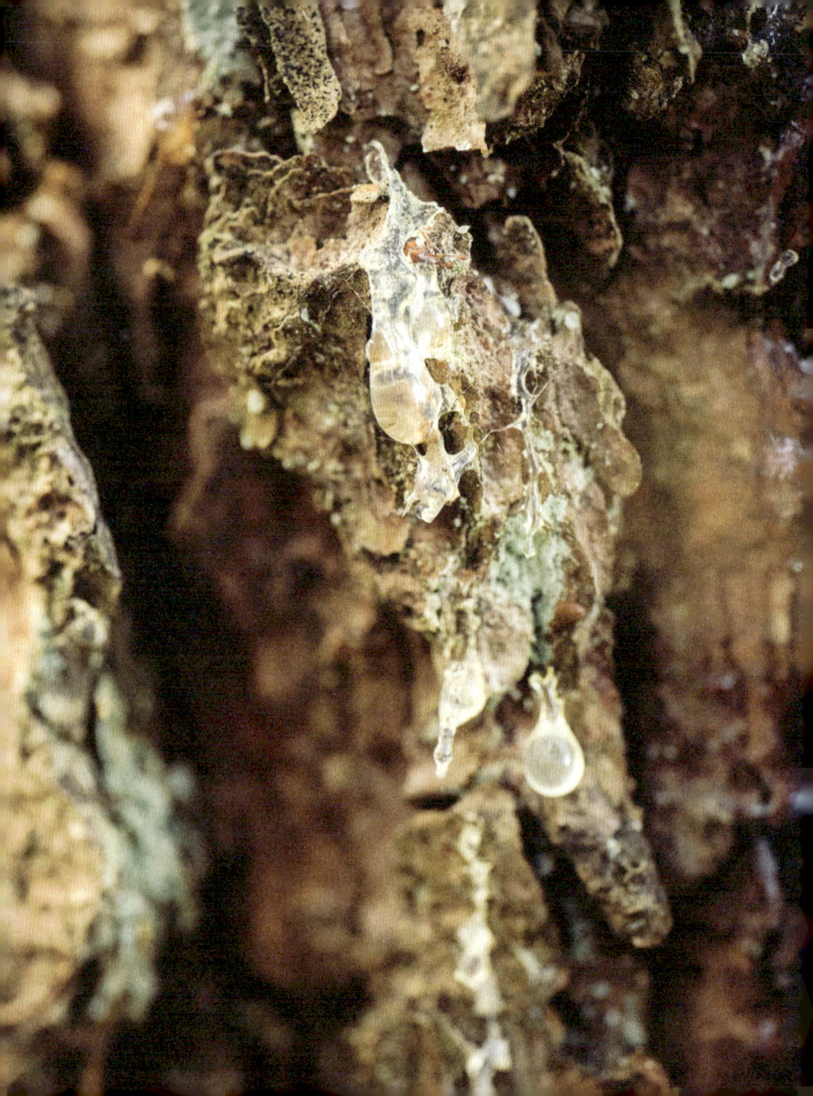

Heilsames Harz der Nadelbäume

Es ist weißlich und weich oder rötlich und fester. Manchmal ist es auch braungelb oder noch dunkler. Und vor allem ist es lebendig!

Das Harz der Nadelbäume hat irgendwie eine magische Anziehungskraft und je näher wir ihm kommen, desto wunderbarer duftet es. Es ist der Duft unseres Waldes. Jeder kennt ihn und jeder mag ihn. Nicht wie bei den Heilkräutern, die eine recht unterschiedliche Anziehungskraft haben. Noch nie ist mir jemand begegnet, der den Harzduft nicht mag. Das Harz der Bäume verbindet Lebendigkeit mit Beständigkeit. Obwohl es Jahrmillionen überdauern kann, verändert es sich ständig. Gleichzeitig ist das wahrscheinlich auch das Geheimnis der Langlebigkeit: Wer sich den Gegebenheiten anpasst, überlebt.

Es gibt kaum eine andere lebendige Verbindung, die so alt werden kann wie das Harz. Dabei konserviert es alles, was mit ihm in Berührung kommt. Das junge, klare und flüssige

Harz von Nadelbäumen tropft aus der Kerbe im Stamm, leuchtet und lässt nicht erahnen, wie klebrig es ist. Langsam macht es sich auf den Weg nach unten und nimmt alles mit, was es erwischt: Käfer, Insekten, Rindenteile und Nadeln. Es hüllt die Naturreliquien ein und bewahrt sie über Tausende von Jahren. Dabei gibt es seine flüchtigen ätherischen Öle an die Luft ab und wird langsam fester. Manchmal gerät das Harz mit seinen Einschlüssen in die Erde und findet dort für lange Zeit einen Lagerplatz. Vielleicht wird es irgendwann vom Wasser mitgenommen und blitzt am Strand aus dem feuchten Sand. Oder es gerät durch andere Umwälzungen wieder an die Oberfläche. Dann strahlt es in kräftigem Gold und zeigt seine lebendigen Fänge, etwa eine Ameise, fast unverändert wieder her.

Wer diese organischen Verbindungen über Jahrtausende vor Zerfall schützen kann, muss besondere Kräfte haben. Wer es schafft, jeglichem Angriff von Bakterien, Viren und Pilzen standzuhalten, dem gilt unser Augenmerk. So haben die Harze in fast allen Kulturen der Erde große Aufmerksamkeit erzeugt.

Die Pechsalbe

Die Pechsalbe ist eine kleine Berühmtheit in den Alpen. Gemeint ist eine Wundheilsalbe mit den Harzen von Nadelbäumen. Erzählungen, Handschriften und alte Texte zeugen davon, wie die Pechsalbe als Anwendung Jahrhunderte überstanden hat. Dabei ist sie immer lebendig geblieben: Ihre Rezeptur hat sich den Bedürfnissen und Lebensbedingungen der Menschen angepasst. So war die wärmende Eigenschaft der Pechsalbe früher viel wichtiger als heute. Und auch die Ansprüche an Duft und Konsistenz haben sich im Laufe der Zeit verändert, das Schweineschmalz wurde etwa als Salbengrundlage verdrängt.

Olivenöl, früher als »Baumöl« bezeichnet, wird schon seit Jahrhunderten aus dem Süden zu uns heraufgeschleppt. »Öltrager« versorgten die Menschen nördlich der Alpen mit dem wertvollen Olivenöl. Sie überwanden als Hausierer weite Strecken, vom milden Klima bis in raue Gebirgstäler, in denen nur tierische Fette bekannt waren.

Mehr als 250 Jahre alt dürfte das *Loferer Rezeptbüchl* sein, eine heilkundliche Handschrift, die heute kaum noch lesbar ist. Interessant sind die Hinweise auf Butterschmalz, das fast noch besser als Olivenöl sein soll, und die Mischung vom Pech der Fichten und Lärchen:

Ein auch dermaßen gar guette Salben: Nimb ein feichteners Bech (Fichtenpech)*, das lind seye und nimb also vill lerchenen Lerget* (Lärchenpech) *und zerlaßes gemächlich ergehen auf einen Kolfeuer und mach das Bech zu kleinen Bröcklein, so zerget es desto ehr. Darnach wasch das aus 9 kalten Wasser wohl und alleweg wider herabgießen. Darnach nimb halbes so vill neies Wax und ein wenig Bämöll, auf ein viertel Salben ein drinckl Bämöll, Butterschmalz yst fast noch bösser, das in kein Wasser kommen yst, oder yndes halb so vill genomen.*

Ein zweites Rezept beschreibt, wie so oft, eine spezielles Hausrezept, in dem das schöne Bienenwachs, der Zusatz von Honig und der Hinweis auf Hirschtalg auffallen:

Ein Salbe von Stöckl gemacht: Item nimb ein hört Feichtespech und lauteres scheenes Wax und Bämöll (Olivenöl)*, und Hennig* (Honig) *gleich vill und ein altes schmer, ye älter ye besser und ein Hirschtalg yst auch guet und es hailt dermaßen alle Wunden und Schaden.*

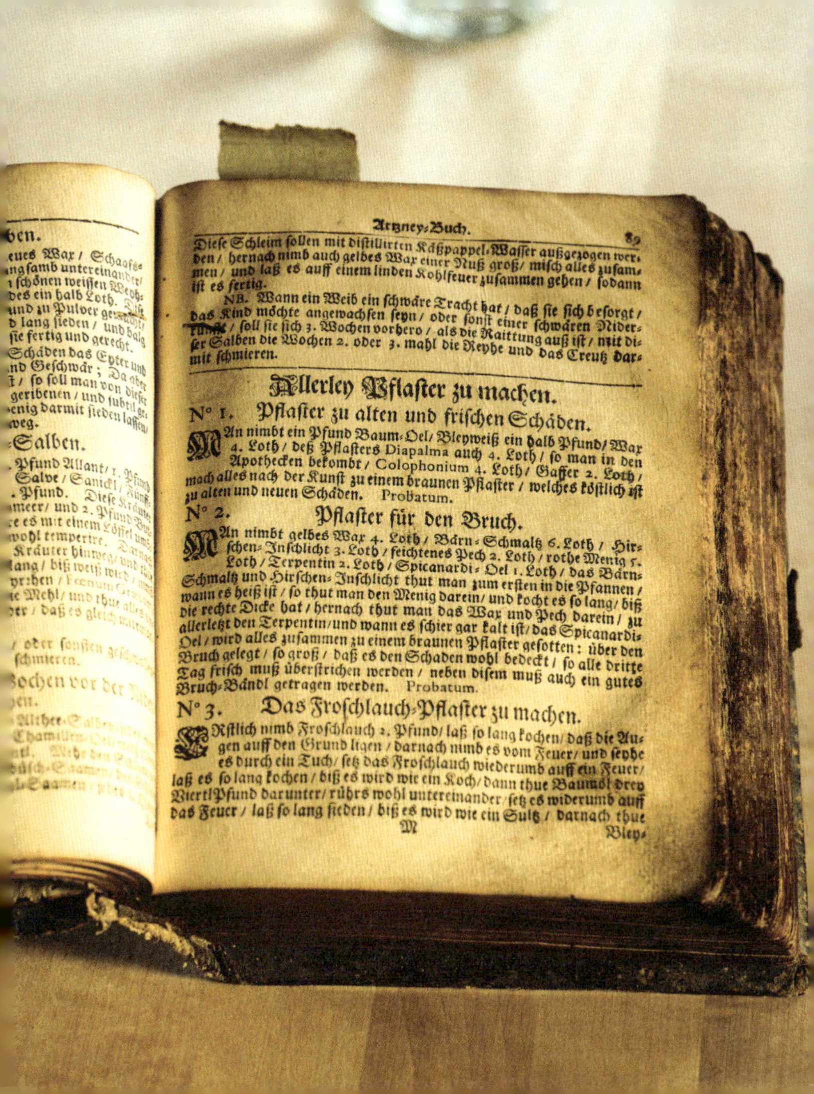

Artzney-Buch. 89

Diese Schleim sollen mit distillirten Käßpappel-Wasser außgezogen werden / hernach nimb auch gelbes Wax einer Nuß groß / misch alles zusammen / und laß es auff einem linden Kohlfeuer zusammen gehen / sodann ist es fertig.

NB. Wann ein Weib ein schwäre Tracht hat / daß sie sich besorgt / das Kind möchte angewachsen seyn / oder sonst einer schwären Niderkunfft / soll sie sich 3. Wochen vorhero / als die Raittung auß ist / mit diser Salben die Wochen 2. oder 3. mahl die Reyhe und das Creutz darmit schmieren.

Allerley Pflaster zu machen.

N° 1. Pflaster zu alten und frischen Schäden.

MAn nimbt ein Pfund Baum-Oel / Bleyweiß ein halb Pfund / Wax 4. Loth / deß Pflasters Diapalma auch 4. Loth / so man in den Apothecken bekombt / Colophonium 4. Loth / Gaffer 2. Loth / mach alles nach der Kunst zu einem braunen Pflaster / welches köstlich ist zu alten und neuen Schäden. Probatum.

N° 2. Pflaster für den Bruch.

MAn nimbt gelbes Wax 4. Loth / Bärn-Schmaltz 6. Loth / Hirschen-Inschlicht 3. Loth / feichtenes Pech 2. Loth / rothe Menig 5. Loth / Terpentin 2. Loth / Spicanardi-Oel 1. Loth / das Bärn-Schmaltz und Hirschen-Inschlicht thut man zum ersten in die Pfannen / wann es heiß ist / so thut man den Menig darein / und kocht es so lang / biß die rechte Dicke hat / hernach thut man das Wax und Pech darein / zu allerletzt den Terpentin / und wann es schier gar kalt ist / das Spicanardi-Oel / wird alles zusammen zu einem braunen Pflaster gesotten: über den Bruch gelegt / so groß / daß es den Schaden wohl bedeckt / so alle dritte Tag frisch muß überstrichen werden / neben disem muß auch ein gutes Bruch-Bändl getragen werden. Probatum.

N° 3. Das Froschlauch-Pflaster zu machen.

ERstlich nimb Froschlauch 2. Pfund / laß so lang kochen / daß die Augen auff den Grund ligen / darnach nimb es vom Feuer / und seyhe es durch ein Tuch / setz das Froschlauch wiederumb auff ein Feuer / laß es so lang kochen / biß es wird wie ein Koch / dann thue Baumöl drey Viertl Pfund darunter / rührs wohl untereinander / setz es widerumb auff das Feuer / laß so lang sieden / biß es wird wie ein Sultz / darnach thue

M Bley-

Die Selbstheilungskräfte der Bäume

Unsere Nadelbäume statten sich gut mit Harz aus. Sie bauen ein verzweigtes Röhrensystem und kleiden es mit Drüsengewebe aus. Darin sammeln sie Harze. Diese bestehen aus Kolophonium vermischt mit unsteten Terpenen, die sich schnell in die Luft verflüchtigen, und einem kleinen Wasseranteil. Wenn das Holz des Nadelbaumes verletzt wird, wälzt sich das zähflüssige Harz heraus und erstarrt langsam an der Luft. So bildet es einen verlässlichen Wundverschluss, der die offene Stelle abschirmt – deshalb wird es auch »Kallusharz« oder »Faulpech« genannt. Insekten oder kleine Partikel können nicht mehr eindringen.

Doch es ist nicht nur die pflasterartige Abdeckung, die den Baum schützt. Ihre Zusammensetzung ist ziemlich ausgeklügelt und darauf ausgerichtet, die Wunde vor Bakterien, Viren und Pilzen zu schützen. Der primäre Harzfluss aus der verletzten Stelle versiegt einige Wochen, nachdem er seine Wirkung entfaltet hat, wieder.

Der Harzbalsam aus Kiefern ist jenes Terpentin, das als »Venezianisches Terpentin« berühmt wurde. Es war ein wertvolles Handelsgut, bei uns hauptsächlich gewonnen von Gemeinen Kiefern und Lärchen, in Frankreich von Strandkiefern und in Nordamerika von Sumpfkiefern. In Europa wurde es entlang der Handelsrouten über die Alpen verbreitet. Das rohe, dickflüssige Terpentin enthält noch körnige Anteile von Harzsäuren und Verunreinigungen. Es wird erwärmt und filtriert und in die Qualität der Terebinthina der Arzneimittelbücher, dem pharmazeutischen Balsam, gebracht. Ein Viertel davon ist reines Terpentinöl, der Rest ist Kolophonium. Natürliches Kolophonium ist heute nur mehr wenig verbreitet, wir begegnen ihm noch in Druckfarben von Zeitungen, Klebstoffen und Bindemitteln.

Sammeln: Feichternes Pech, Thonnbladerl und Lörget

In früheren Zeiten war es Aufgabe des »Pechers«, Harze zu gewinnen. Dieser Berufsstand ist beinahe ausgestorben. Um zu Hause die eigene Harzsalbe zu kochen, reicht jedoch eine ganz kleine Menge der begehrten Baumzutat. Und es ist nicht schwer, eine Handvoll selbst zu ernten, ohne dem Baum zu schaden. Wir nehmen am besten jenes, das auf der intakten

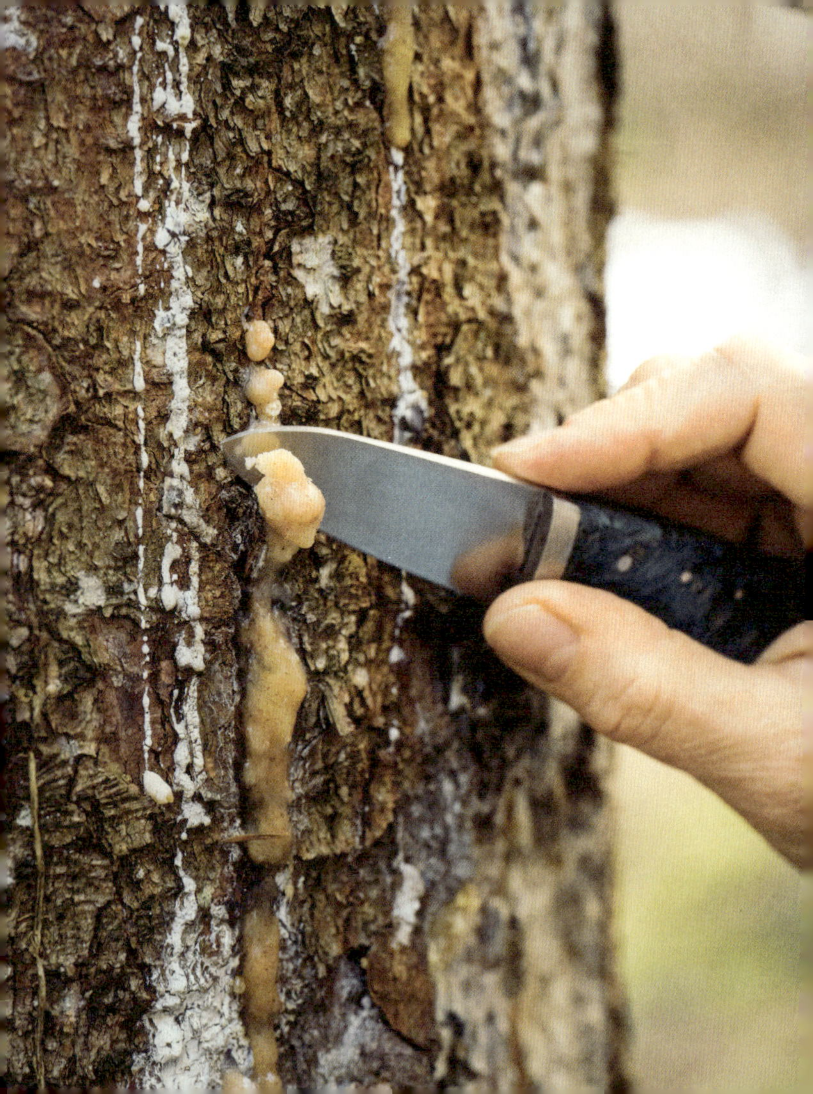

Rinde klebt. Harze werden hauptsächlich in den ersten Monaten des Jahres gesammelt. Schon bevor der Schnee geschmolzen ist, kann damit begonnen werden. Doch Pech, das an der Rinde klebt, finden wir fast das ganze Jahr über. Nach der Volksmedizin brauchen wir dazu auch kein botanisches Wissen. Wir können die Harze von allen Nadelbäumen verwenden. Nördlich der Alpen ist das »feichterne Pech«, das Fichtenpech, oft am leichtesten zu finden. Wenn entlang des Waldweges die unteren Äste abgeschnitten werden, dann tropft mit der Zeit etwas Harz heraus. Wenn die Forstarbeiter ihre Arbeit getan haben, dauert es nur Tage oder wenige Wochen, bis die Bäume an verletzten Stellen Harze ausscheiden und ihre Wunden damit verschließen. Der überschießende Teil davon wird jeweils mit dem Messer abgeschabt und in einem Glas gut verschlossen aufbewahrt. Rindenteile und andere Verunreinigungen spielen keine Rolle, sie werden später beim Abseihen entfernt.

Wenn unser Blick über die Rinden der Nadelbäume streift, trifft er ganz oft auf jüngere oder ältere Harze. Manchmal haben sie sich dunkel verfärbt, braungelb verkrustet oder sie zeigen sich in bernsteinfarbenem Gelb. Ab und zu ist es eine fast schwarze Knolle am Stamm, die innen noch weiches Harz birgt.

An den Tannen finden wir manchmal klare Harztropfen, die im Innergebirg »Thonnbladerl« genannt werden. Diese kann man zerdrücken und heraus quillt eine kleine Portion sauberes Tannenharz. Das wird an Ort und Stelle pur zur Wundheilung verwendet oder als Vorrat gesammelt. Gerade beim Wandern oder bei der Waldarbeit bieten sich diese Harzbläschen an. Die klebrigen, schmutzigweißen und knetmasseartigen Ausscheidungen an Latschen und Zirben werden genauso verwendet.

Das Harz der Lärchen hat einen völlig anderen Charakter. Es ist weicher und gelblicher und irgendwie macht es durch Aussehen und Duft einen fröhlicheren Eindruck, genauso wie es das Wesen der Lärche ist. Das Lärchenpech, traditionell als »Lörget« bezeichnet, soll eine stärkere Zugwirkung haben und sich besonders gut als Zugsalbe eignen. Bei Bauern und Holzarbeitern hat das Lärchenharz oft ein hohes heilkundliches Ansehen. Sein außergewöhnlich robustes und langlebiges Holz lässt auf ein wertvolles Harz schließen.

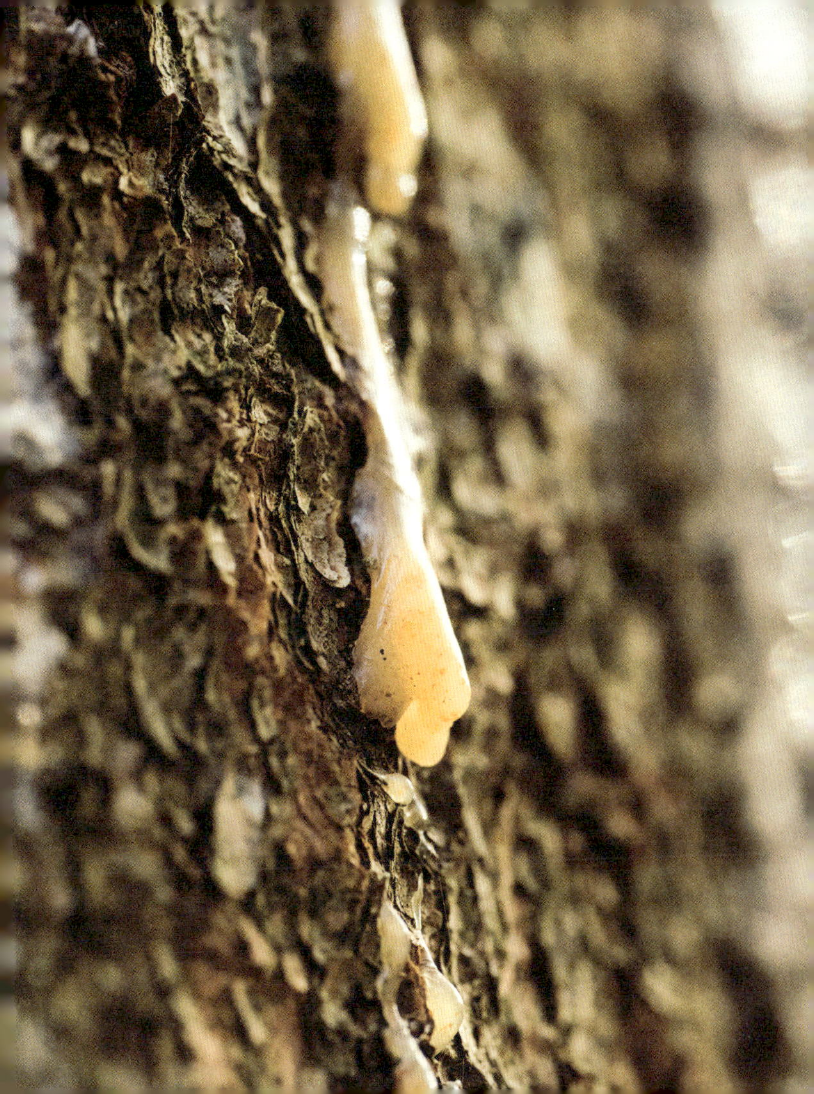

Gemeinsam sind die Harze stark

Die traditionelle Pechsalbe vereint Harze verschiedener Nadelbäume und unterschiedlich altes Harz. Laut Erzählungen von Heilkundigen aus dem Salzburger Pinzgau sollten zumindest die Harze von zwei Bäumen kombiniert werden, am besten jene von Fichte und Lärche. Eine kleine Ration an Harzen war früher in jedem Haushalt vorrätig und wurde gut verschlossen in einem Glasbehälter aufbewahrt. Junges, weißes und weiches Harz, das noch wunderbar duftet, vermischt sich dort mit älterem, härterem und rötlicherem Harz. Allesamt sind in Öl oder Fett später einigermaßen gut löslich. Man ist also stets darauf bedacht, unterschiedliche Qualitäten an Harzen zu vereinen und verspricht sich damit eine intensivere Wirkung.

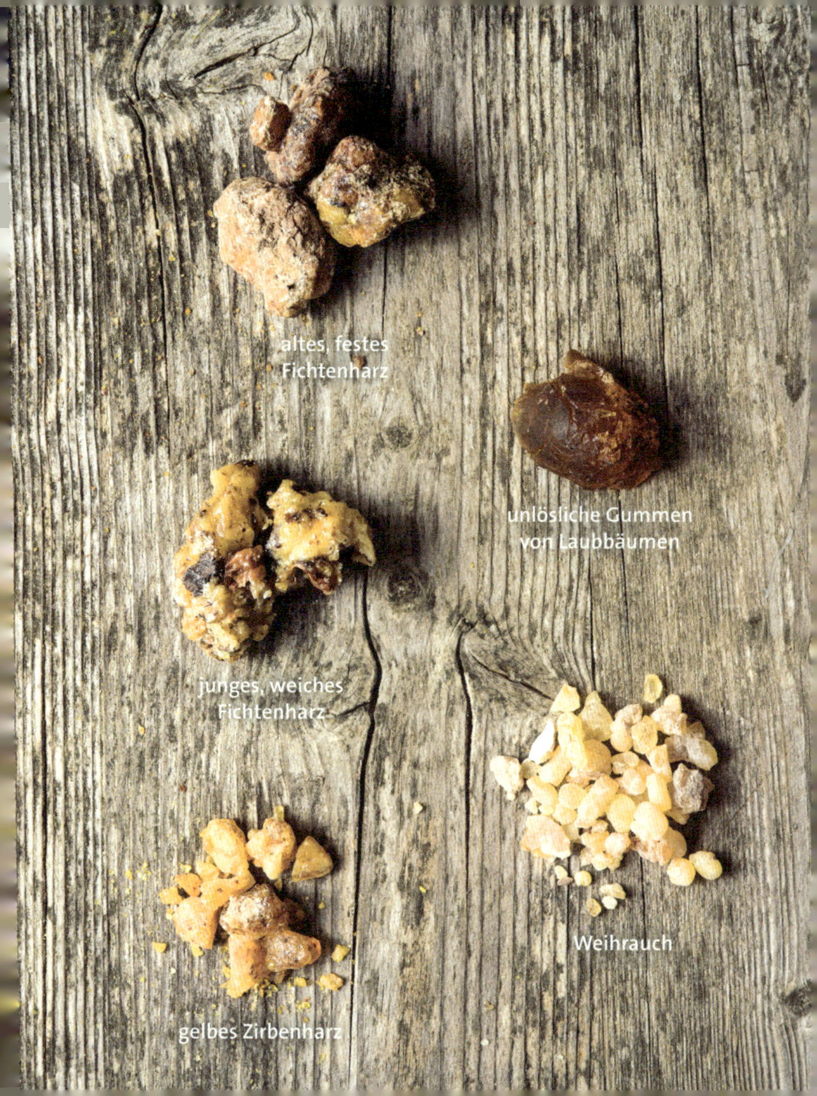
altes, festes
Fichtenharz
unlösliche Gummen
von Laubbäumen
junges, weiches
Fichtenharz
Weihrauch
gelbes Zirbenharz

Zapfenharz

Heiße Sommer machen sich auch dadurch bemerkbar, dass sehr viel Harz aus den Fichtenzapfen herausquillt. Dieses Harz hat einen ganz anderen, feineren Duft als das Faulpech aus der Wunde des Baumes. Es ist auch ganz anders zusammengesetzt. Der Nadelbaum sorgt sich sehr um seinen Nachwuchs und schützt die Samen vor Fraßfeinden und vor Hitze. Das Zapfenharz verwenden wir vor allem gegen Verspannungen, Muskelschmerzen und bei Erkältung und Husten.

Propolis, das Kittharz der Bienen

Propolis und Honig arbeiten gerne zusammen. Honig emulgiert das Kittharz und hilft ihm, seine entzündungshemmende und desinfizierende Kraft zu entfalten. Die starke antivirale Wirkung von Propolis macht es zum Erkältungsschützer und zur beliebten Zutat in Lippenbalsamen gegen Herpes. Harze lösen sich zwar auch in Alkohol, brauchen jedoch eine ziemlich hohe Alkoholkonzentration. 75 bis 90 Volumenprozent sind dafür notwendig. Propolistropfen fühlen sich deshalb im Mund scharf an.

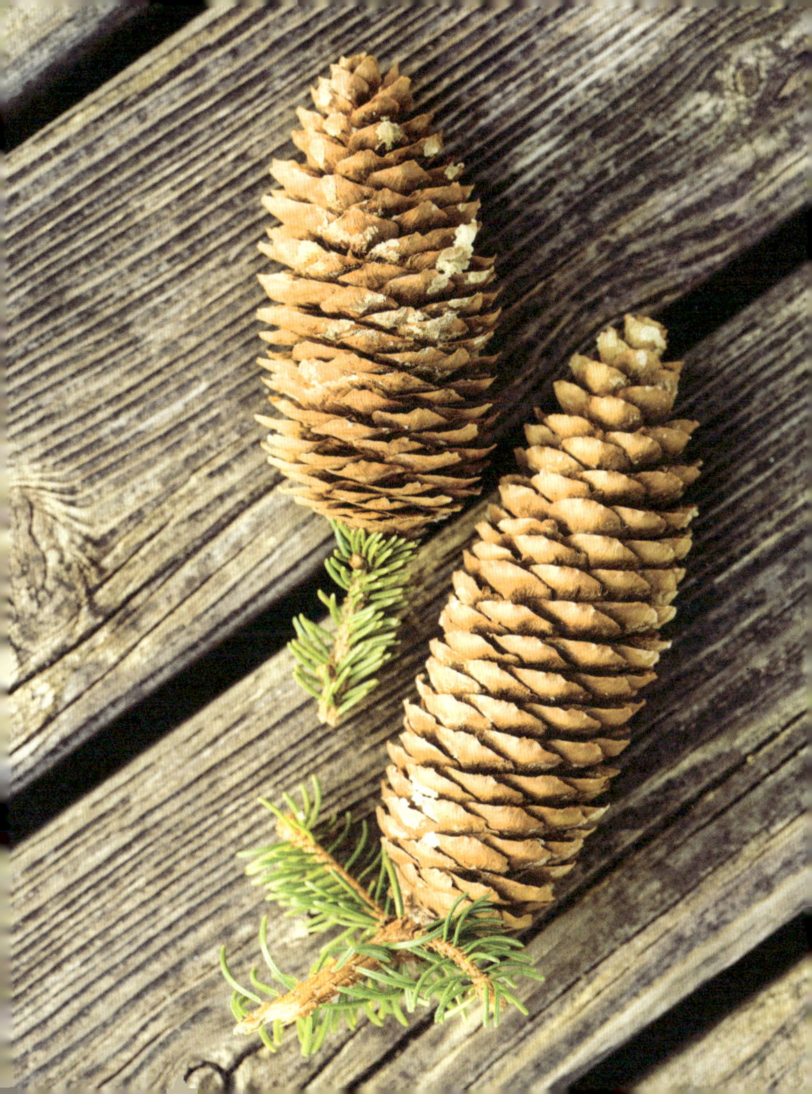

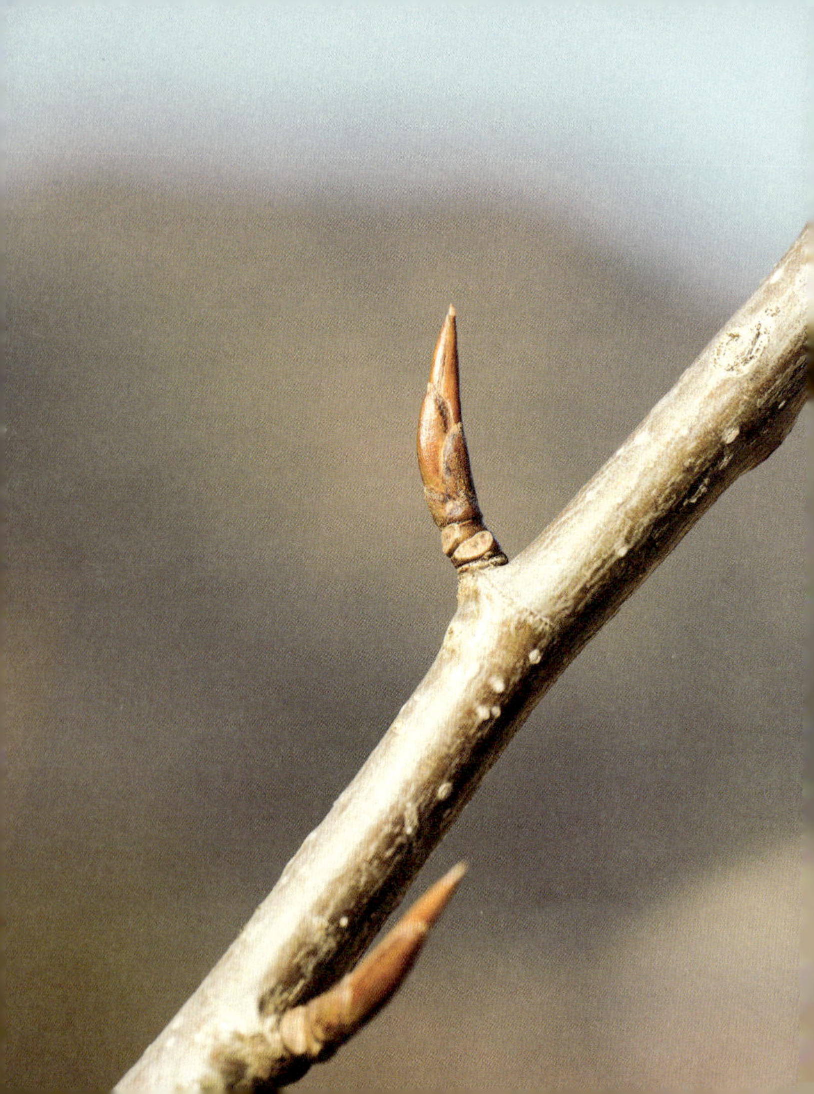

Lungauer Balsampappel

Eindrucksvoll präsentieren sich die Pappeln. Sie ragen kerzengerade in die Höhe und wirken majestätisch. Ihre Verwandtschaft zu den Weiden verraten die inneren Werte der Pappeln. Sie enthalten die schmerzstillende Salicylsäure in verschiedenen Verbindungen. Eine davon, das Populin, ist sogar nach den Pappeln benannt.

Keiner weiß mehr, wie die Lungauer Balsampappel von ihrer Heimat am Pazifik in Nordamerika in die Alpen gekommen ist. In dem Salzburger Gebirgsgau wurde diese Pappelart, *Populus trichocarpa*, gut aufgenommen und gepflegt, liefert sie doch wertvolle, harzige Knospen. Im Frühling besuchen wir den Balsampappelbaum immer wieder. Ein Hauch von balsamischem Duft zeigt das Aufbrechen der Knospen an und ihre Klebrigkeit den Harzgehalt. *Populus balsamifera*, die Balsampappel, und *Populus nigra*, die Schwarzpappel, können auch gut für eine Harzsalbe verwendet werden. Die Knospen werden so wie das Faulpech in warmem Öl ausgezogen.

Schwarzes Pechöl

Das geerntete Harz, das von den Bäumen ausgeschieden wird, ist wohlriechend. Ganz im Gegensatz dazu zeigt sich Harz, das gebrannt wird: eine pechschwarze, nach Räucherkammer riechende, zähflüssige Masse. Im oberösterreichischen Mühlviertel finden wir noch Spuren vom Pechölbrennen. Adalbert Stifter schreibt in seiner Erzählung *Granit* über »Die Pechbrenner«, diese schwarzen Gestalten, die sich »aus Walderde Öfen bauen oder Löcher mit Lehm überwölben und sich daneben Hütten aus Waldbäumen aufrichten, um in den Hütten zu wohnen und in den Öfen und Löchern die Wagenschmiere, den Teer, den Terpentin und andere Geister zu brennen«. Er erzählt von den Rauchsäulen, die aus dem Wald aufstiegen und die Pechbrenner verrieten.

Das Pechölbrennen als Ritual zur Sommersonnenwende ist eine Prozedur, die oft über mehrere Tage geht. Aus kunstvoll geschichtetem Kiefernholz, mit Graswasen abgedeckt, wird das Pechöl herausgebrannt. Duftende, flüchtige ätherische Öle entweichen und »der heilsam Pechöl« tropft aus dem Erdhaufen. Das Handwerk des Pechölbrennens erinnert ein wenig an die Köhlerei. Noch heute verwenden manche Bauern das Pechöl für ihre Tiere als wundheilende Zutat, denn der »Pechlmann« hat mit seinem Pechöl immer Glück gebracht!

Ganz Ähnliches hören wir aus Südtirol. Beim »Piglbrennen« wird dort auch harzreiches Holz unter Luftabschluss zu dieser schwarzen, klebrigen Masse gebrannt.

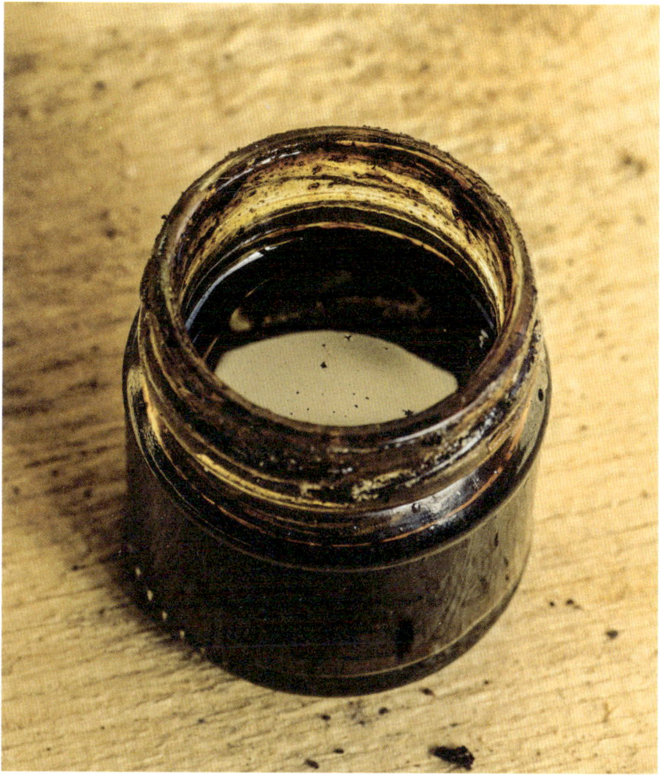

Nicht zu viel und nicht zu wenig

Die Erfahrungen mit der Pechsalbe lehren auch, wie wichtig es ist, das Harz zu verdünnen. Pures Pech zieht die Wunde derartig stark zusammen, dass sie zwar nicht mehr klafft, aber sich für die Heilung zu schnell verschließt. Darunter läuft noch die Entzündung und es wird weiterhin Eiter gebildet. So muss die Wunde später noch einmal geöffnet werden. Höchstens ein Drittel der Pechsalbe sollte aus Harz bestehen, wenn sie zur Wundheilung verwendet wird, erzählt man sich. Interessanterweise decken sich hier die Beobachtungen und die wissenschaftlichen Laboruntersuchungen sehr gut. Harzsalben gegen Arthrose oder Arthritis, die auf die intakte Haut aufgetragen werden, können dagegen bis zu 50 Prozent Harz enthalten.

Koipech – Harz zum Essen?

Die Pechkauer erkannte man früher gleich. Sie hatten schöne weiße Zähne, vor allem im Vergleich zu den Kautabakkauern. Deren Zähne waren braun und unansehnlich. Fast überall kann man sich vage an das Pechkauen erinnern, in manchen Tälern war es besonders beliebt. Doch ganz so leicht ist es gar nicht, das Harz in der richtigen Form zu finden. Es darf nicht zu weich und klebrig sein, sonst kleben die Zähne fest aneinander. Es darf auch nicht zu fest sein, sonst beißt man sich die Zähne aus. Wie so oft ist es das wertvolle Alltagswissen, das man sich in der Praxis zeigen lässt, um es zu verstehen. Mittelfest und leicht rötlich ist das Harz der Fichte, wenn es als Kaugummi verwendet wird. Pur vom Baum geerntet ist der Geschmack nicht ganz so, wie wir es heute gewöhnt sind. Auch soll es nur ein ganz kleines Kügelchen sein, das gekaut wird, um nicht zu viel von den Harzsäuren zu erwischen.

Kulinarisch begleiten uns die Harze seit Menschengedenken. Sie halten Bakterien, Viren und Pilze fern und konservieren

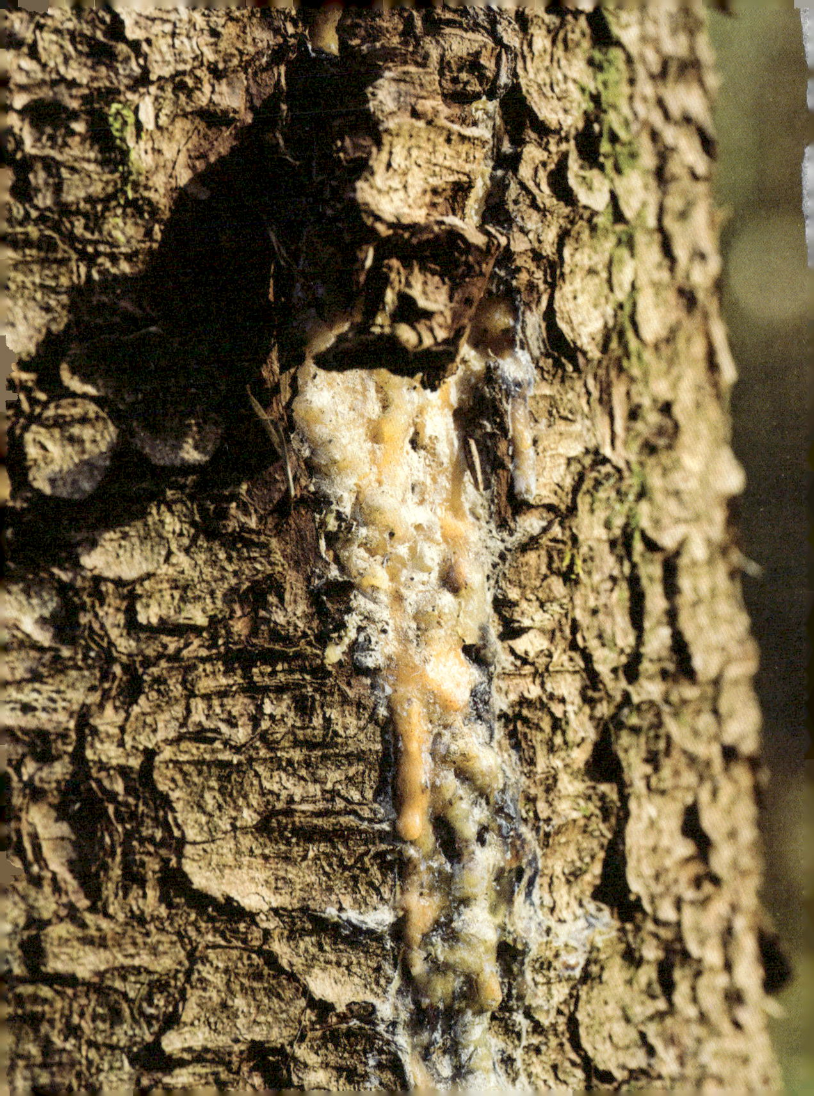

Lebensmittel und Kosmetika. Zudem hemmen sie Entzündungen und schützen uns, in kleinen Mengen genossen, vor chronischen Krankheiten. Ein wenig Harz bringen auch Gewürze und Kräuter wie Wacholderbeeren, Salbei oder Rosmarin in unsere Speisen. Der würzige Ouzo oder der harzige Mastiha aus Griechenland spielen mit dem Aroma von Mastix, einem angenehm duftenden Harz der Mastix-Pistazie. Ein römischer Würzwein, *Conditum Paradoxum*, macht uns ebenfalls Mastix zum Genuss und der alpine Zirbenschnaps löst Kiefernharze aus den Zapfen. Ein Kochbuch aus dem Jahr 1581, *Ein new Kochbuch*, empfiehlt, dem Hopfensud beim Bierbrauen ein Stück Harz zuzugeben. Das Bier soll dadurch harzig, scharf und wohlriechend werden.

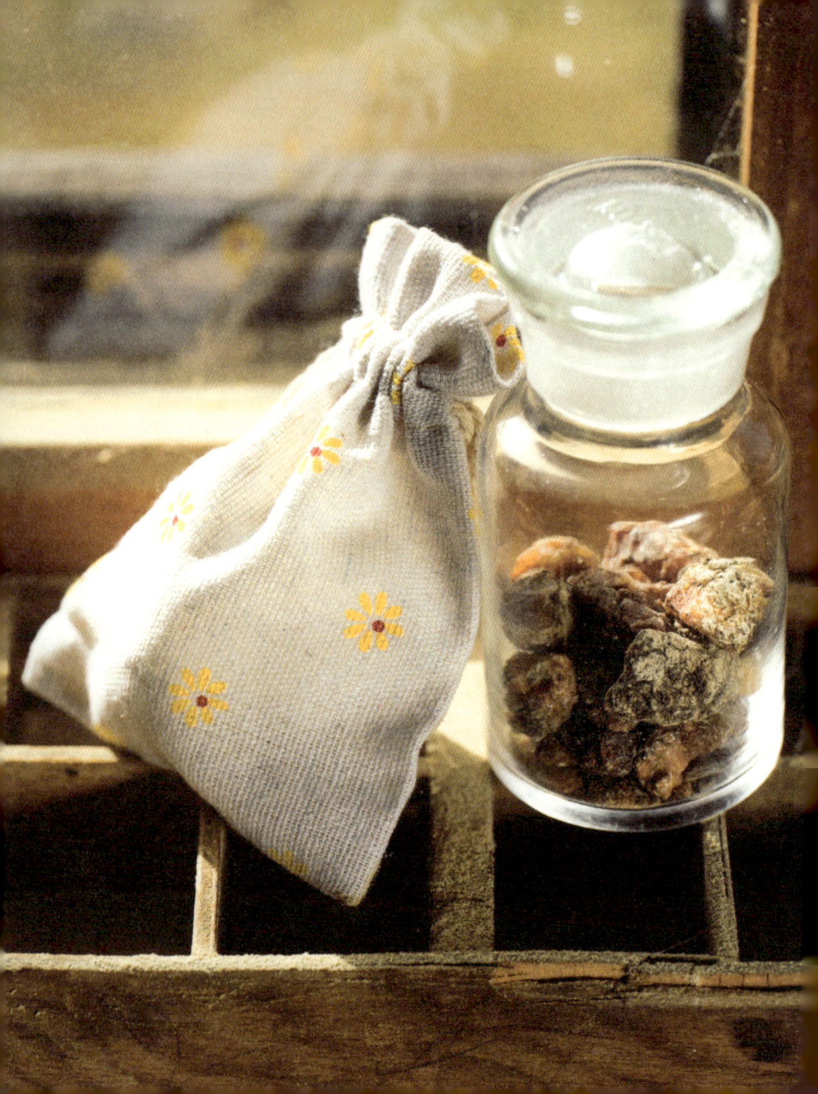

Riechpech

Der Duft vom Harz einheimischer Bäume erfrischt uns und macht munter. Er versetzt uns unvermittelt mit allen Gedanken und Gefühlen in einen Wald. Den meisten Menschen zaubert das Harz unserer Nadelbäume ein Lächeln ins Gesicht. Eine kleine Riechdose oder ein Duftsackerl mit ein wenig Harz sind gute Begleiter. Anregend, aktivierend und sogar gut für die Stimmung!

Die heilende Kraft von Harz

- schützt vor Bakterien, Pilzen und Viren
- zieht zusammen
- hemmt Entzündungen

Das Harz zieht die Wunde mit voller Kraft zusammen. Eindrucksvoll beobachten wir das bei Schnittwunden. Die am Abend aufgetragene Pechsalbe scheint alles zu mobilisieren, damit die Wunde nicht mehr klafft. Gleichzeitig wirkt das Harz gegen Bakterien, Viren und Pilze. Diese antimikrobielle Stärke ist kein momentaner Effekt, sondern wird durch ständige Bildung von Wasserstoffperoxid einige Zeit aufrechterhalten. Damit ist die Harzsalbe anderen Wundbehandlungen überlegen. Die Entzündung wird wirkungsvoll gehemmt.

All diese Stärken des Harzes fördern die Wundheilung in erstaunlicher Art und Weise. Bei Wundheilsalben erreichen wir mit 20 bis 30 Prozent Harzanteil die beste Wirkung, so wird es auch in der Volksmedizin erzählt.

Interessanterweise hilft die Harzsalbe bei Gelenksentzündungen ebenso wie bei Gelenksabnützungen. Bei Arthrose, wenn das Gelenk abgearbeitet und nicht mehr so elastisch ist, bringt die Harzsalbe etwas Wärme und Durchblutung hinein. Dafür eignet sich auch Weihrauch sehr gut, besonders in Kombination mit Wacholder. In diesem Fall, weil die Salbe ja nicht auf eine offene Wunde kommt, darf der Anteil an Harz mit bis zu 50 Prozent höher sein als bei einer Wundheilsalbe. Diese Grenze von 50 Prozent entsteht übrigens von ganz alleine, weil wir nicht mehr Harz im Öl lösen können. Wärme und Durchblutung tun auch gut, wenn es draußen so richtig kalt ist. Die Pechsalbe hält die Füße beim Skifahren warm und aktiviert das Gespür in den Fußsohlen für alle, die sich im Gleichgewicht halten wollen!

Neben der guten Fettlöslichkeit von Harz können wir es auch in hochprozentigem Alkohol lösen. Wenn dennoch traditionell Alkohol mit nur 40 Volumenprozent zum Ansetzen von harzigen Zutaten wie Zirbenzapfen verwendet wird, löst sich nur ein Teil. Das bringt Geschmack in den Auszug und schützt vor Überdosierung.

Wenn Harz nicht vertragen wird

So wie fast alle Naturstoffe kann auch das Harz der Bäume in einzelnen Fällen allergische Reaktionen auslösen. Der Hauptbestandteil von Harz, Kolophonium, das überwiegend aus Harzsäuren besteht, ist ein verbreitetes Kontaktallergen. In der fertigen Salbe spielen eventuell auch noch andere Zutaten eine Rolle. Es macht also Sinn, die Harzsalbe zuerst an der Innenseite des Unterarmes auszuprobieren, bevor sie angewendet wird.

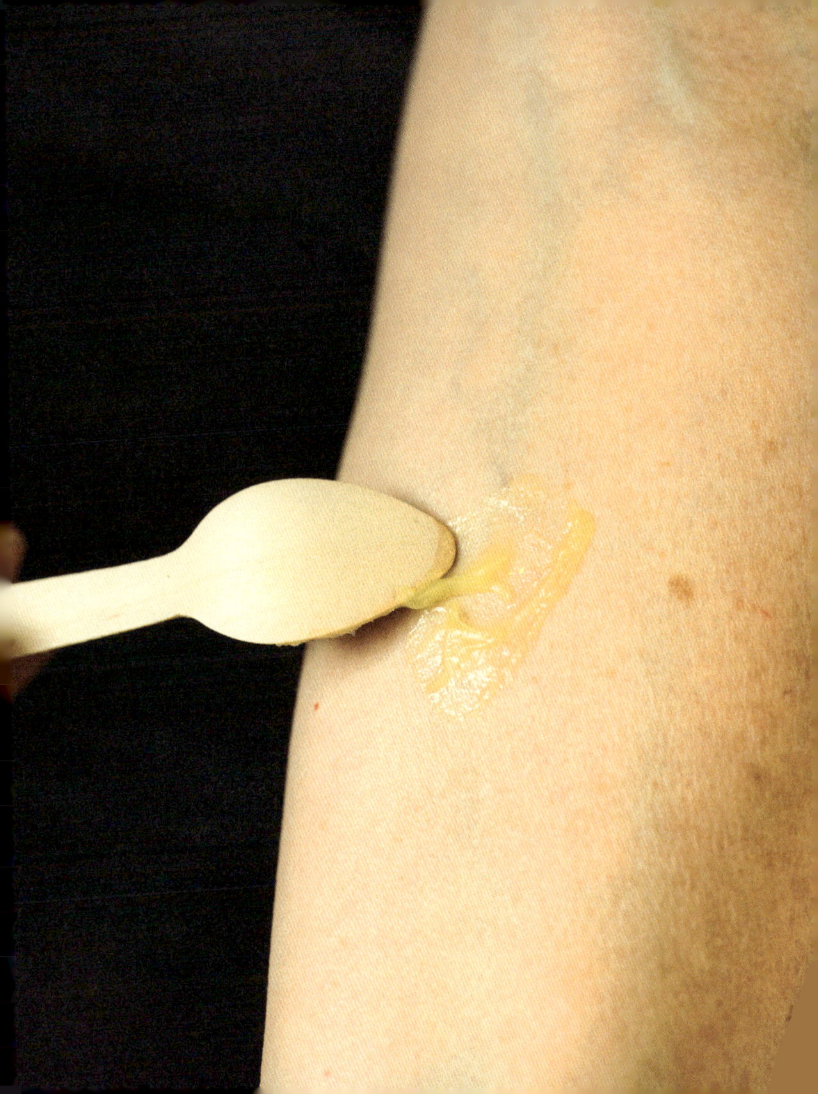

Das Pechsalben-Erbe

Harzsalben und Einreibungen

Ein Drittel Baumpech in Fett und Wachs (oder Schmalz), das sind die Zutaten der Pechsalbe, die sich über den ganzen Alpenbogen ziehen und doch in fast jedem Tal ihre eigene Note in der Rezeptur haben. Manchmal kommt ein wenig Johanniskrautöl dazu, ein anderer Bauernhof verbessert die Salbe mit Honig und Propolis. Auch Heilkräuter werden sorgfältig und nach deren Wirkung ausgewählt und hinzugefügt. Für Pechsalben werden die Harze jeweils in warmem Öl oder Fett aufgelöst und anschließend mit einem Strukturmittel, etwa Bienenwachs, verfestigt. Das Bienenwachs dient als Medizinpferd und schleust den Ölauszug in die Haut ein. Wenn als Salbengrundlage Butterschmalz verwendet wird, verliert das Wachs an Wichtigkeit. Butterschmalz enthält viel Buttersäure. Das ist eine kurzkettige Fettsäure, die von den Hautzellen als Energiequelle verwendet werden kann. Zudem schafft sie ein leicht saures Millieu, in dem sich die guten Bakterien der Haut besonders wohlfühlen, und fördert so zusätzlich die Heilung. Zudem ist Butterschmalz sehr gut hautverträglich und ebenfalls ein Einschleuser. Olivenöl bietet sich an, weil es ein nicht-trocknendes Öl ist, das an der Luft stabil bleibt und nicht oxidiert. Natürliches Bienenwachs vom Imker ist ein leicht verfügbares und gut geeignetes Strukturmittel für die Harzsalbe. Es schmilzt bei etwa 65 °C, deshalb wird die Salbe bei einer Temperatur zwischen 60 und 70 °C gekocht. Viel heißer sollte sie nicht werden, weil sich sonst die ätherischen Öle und mit ihnen der wunderbare Waldduft verflüchtigen. Melkfett oder Vaseline reagieren als Erdölprodukte nicht mit der Haut und werden für natürliche Salben nicht verwendet.

Durch die starke antimikrobielle Wirkung des Harzes ist die Pechsalbe bei Zimmertemperatur sehr gut haltbar. Es stabilisiert das Olivenöl und verlängert sogar seine Haltbarkeit. Auch nach mehreren Jahren riecht das Öl in der Harzsalbe nicht ranzig.

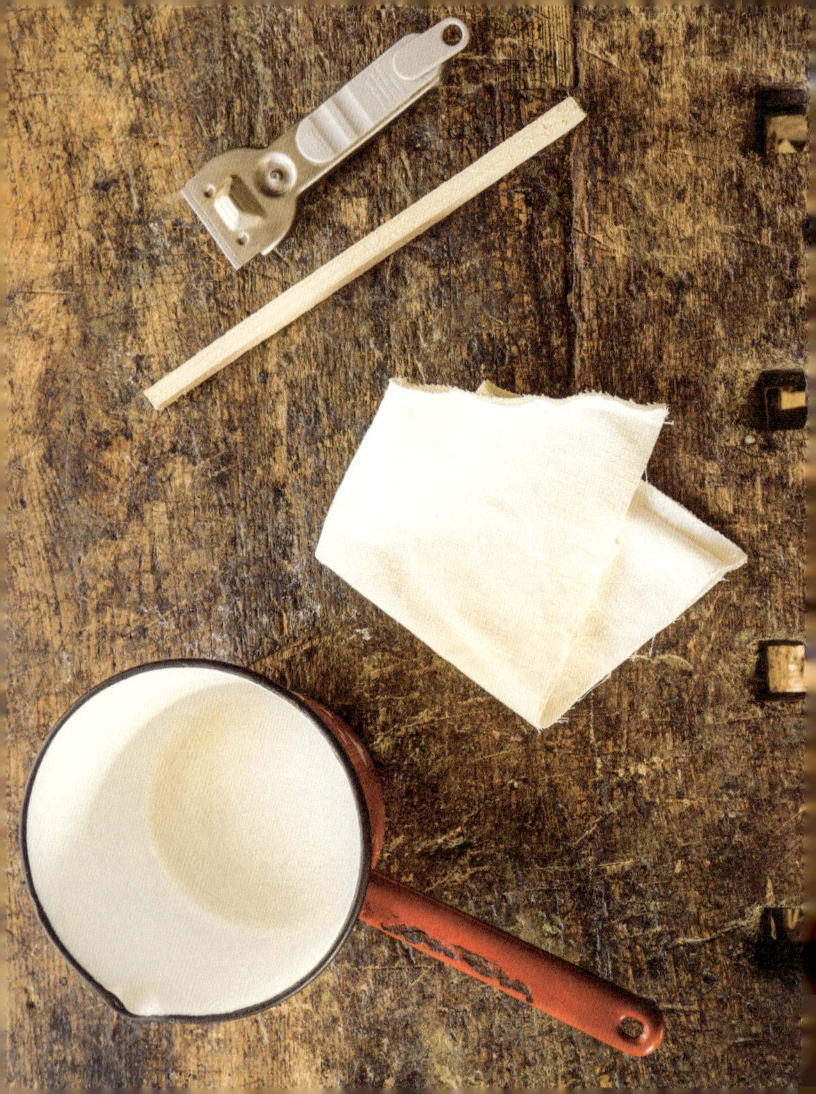

Materialien zum Kochen von Pechsalben

Am liebsten verwende ich Töpfe aus Email oder feuerfestem Glas zum Pechsalbenkochen. Keramik und Glas reagieren kaum mit dem Inhalt, so kommen keine unerwünschten Bestandteile in die Salbe. Blechdosen oder ähnliche Verpackungsreste würde ich nicht verwenden.

Sackerl aus reinem Leinen oder Baumwolle eignen sich gut zum Pechsalbenkochen, so muss das heiße Öl nicht umgefüllt werden. Dafür wird zuerst der Beutel über den Topf gestülpt und dann mit den Zutaten befüllt. Zum Abseihen reicht es, das Sackerl herauszunehmen und zu entsorgen. Mit dieser Beutel-Technik legt sich auch auf dem Topfboden kaum Harz an. Nach dem Abkühlen werden Harzreste schnell sehr hart und sind schwer zu entfernen. Ich schabe die Reste mit einer Rasierklinge ab. Zum Umrühren eignet sich ein Stück Holz.

Pechsalbe Basisrezepte

Nach dem Abgleich unzähliger traditioneller Pechsalben und Einreibungen habe ich versucht, den roten Faden der Rezepturen zu finden. Die Harze, die Mengen und die Mengenverhältnisse, die in unserer traditionellen alpinen Volksmedizin verwendet wurden, ergänzt mit wertvollem Wissen aus anderen Kulturen, sind das Fundament der hier beschriebenen Basisrezepte. Dazu kommen noch zeitgemäße, sensorische und ethische Ansprüche und einfache Anwendbarkeit. Nur so hat die Salbe gute Voraussetzungen, heute wieder Teil des Alltags zu werden. Diese Rezepte können mit den eigenen Pflanzenerfahrungen erweitert werden. Erprobte fertige Rezepte sind weiter unten dargestellt.

ZUBEREITUNG DER BASISREZEPTE

Zuerst einen Topf aus Email oder ein Becherglas mit einem Baumwollsackerl überstülpen. Öl oder Fett mit den Harzen hineingeben, erwärmen und mindestens eine halbe Stunde warm ziehen lassen. Zum Abseihen das Sackerl herausnehmen und das Bienenwachs zugeben. Im besten Fall wird die Salbe nur bis etwa 70 °C erwärmt, sie beginnt gerade nicht zu säuseln. Wenn sich das Wachs aufgelöst hat, die Salbe in gut gereinigte Glastiegel füllen, auskühlen lassen und Gläser zuschrauben.

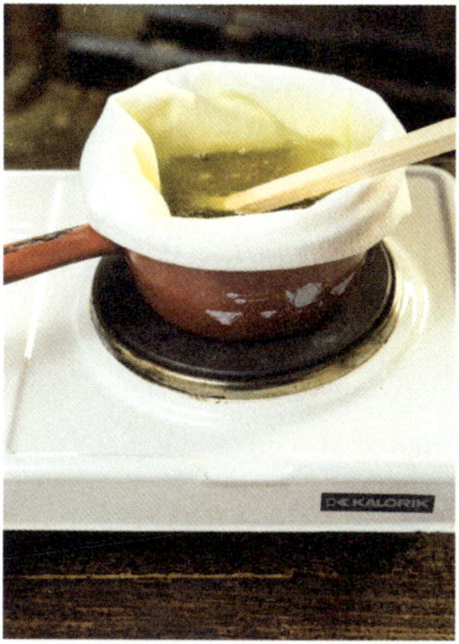
KALORIK

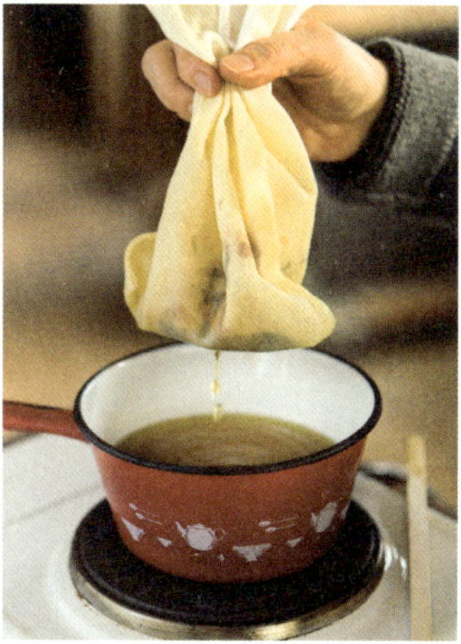

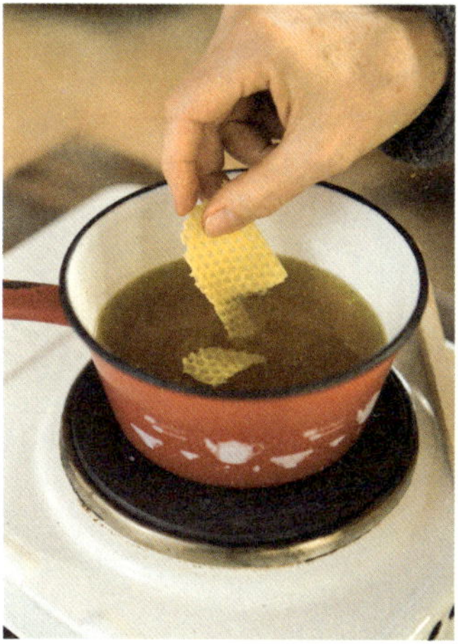

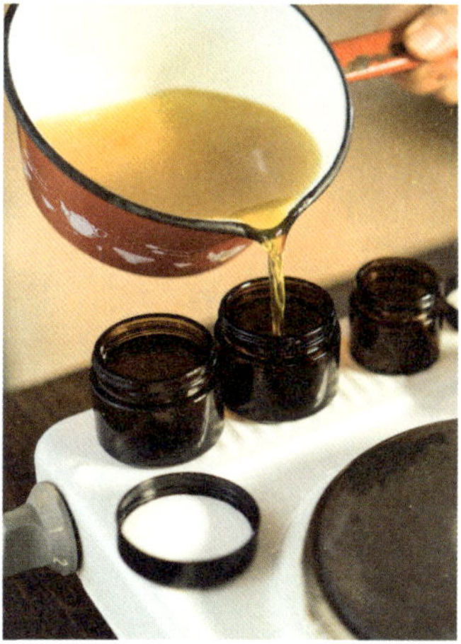

Pechsalbe Basisrezept mit Olivenöl

ein Kaffeehäferl voll Olivenöl (200 g)
eine Handvoll Harz von Nadelbäumen (80 g)
3 walnussgroße Stücke Bienenwachs (40 g)

Pechsalbe Basisrezept mit Butterschmalz und Olivenöl

eine kleine Tasse Butterschmalz (150 g)
5 Esslöffel Olivenöl (50 g)
eine Handvoll Harz von Nadelbäumen (80 g)
3 walnussgroße Stücke Bienenwachs (40 g)

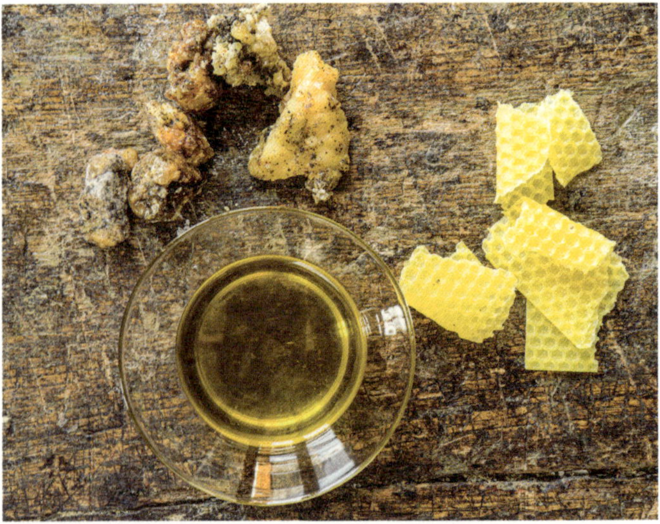

Pechsalbenauflage Basisrezept

Feste Konsistenz für Auflagen und Pflaster, die bis zu einem halben Tag auf der Haut bleiben können. Der hohe Harzanteil ist nicht für offene Wunden geeignet. Diese Pechsalbe auf Gaze oder ein Baumwolltuch streichen und als Auflage verwenden.

ZUTATEN

eine Tasse Olivenöl (200 g)
Harze von Nadelbäumen, so viel sich auflöst (ca. 120 g)
3 walnussgroße Stücke Bienenwachs (40 g)

Pecheinreibung Basisrezept

Flüssige Zubereitung mit einem kleinen Anteil an Wachs als Emulgator.

ZUTATEN

eine Tasse Olivenöl (200 g)
eine Handvoll Harz von Nadelbäumen (80 g)
ein erbsengroßes Stück Bienenwachs (4 g)

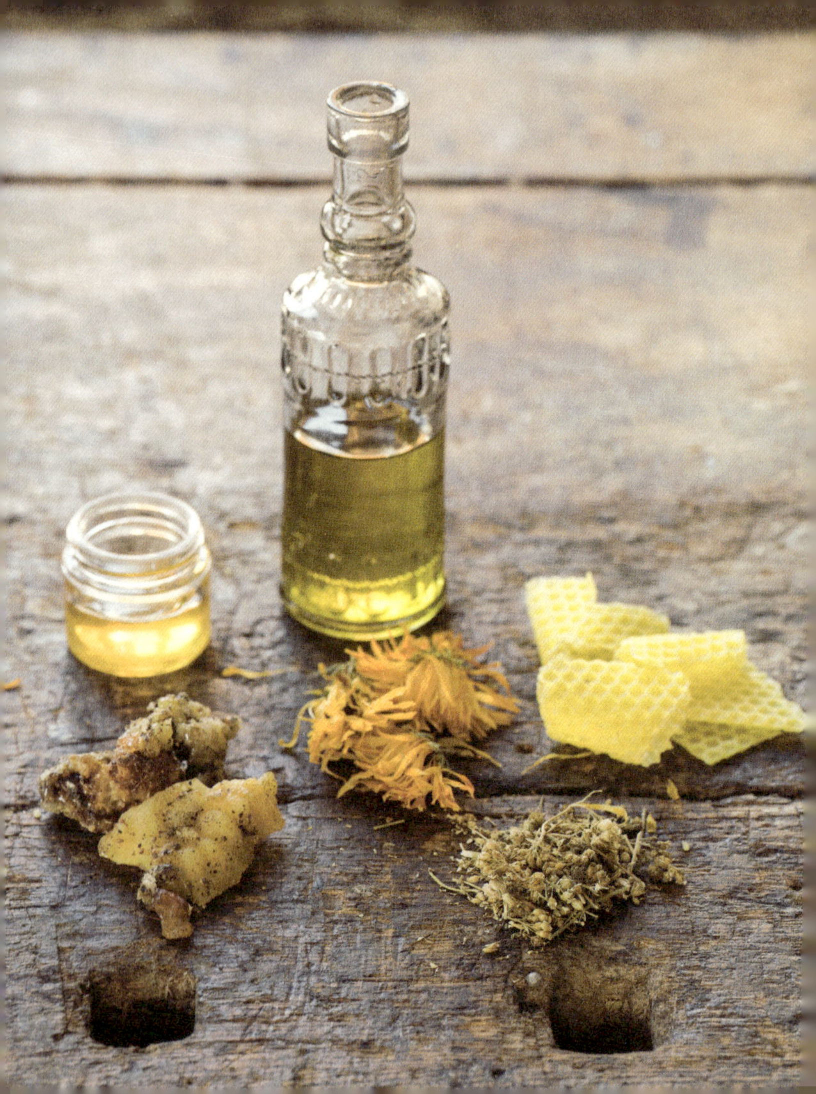

Klassische Harzsalbe – Pechsalbe

Jede Region und viele Höfe haben ihre eigenen Rezepturen. Das hier angeführte Rezept ist eine gut erprobte Wundheilsalbe. Sie ist auch nur mit Fichtenharz wirksam.

ZUTATEN

200 g Olivenöl
40 g Fichtenharz
40 g Lärchenharz
1 EL Schafgarbenkraut, getrocknet
1 EL Ringelblumenblüten, getrocknet
40 g Bienenwachs

ZUBEREITUNG

Das Olivenöl mit den Harzen und Kräutern erwärmen und mindestens eine halbe Stunde warm ziehen lassen. Dann abseihen und das Bienenwachs zugeben. Wenn sich das Wachs aufgelöst hat, kann die Salbe in Glastiegel gefüllt werden. Auskühlen lassen und zuschrauben.

ANWENDEN

Bei offenen Wunden vorsichtig am Wundrand beginnend auftragen, besonders für Schürf- und Schnittwunden und schlecht heilende Wunden geeignet.

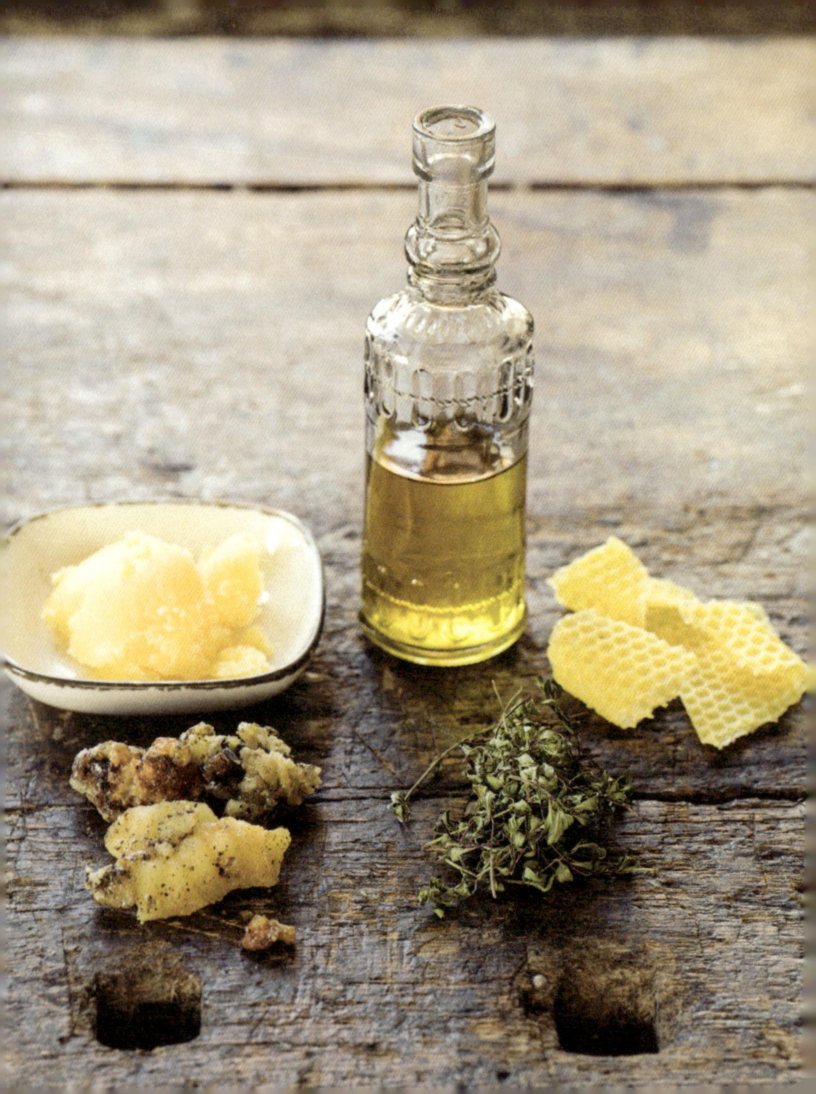

Brustsalbe

Der Duft der Harze hemmt Entzündungen in den Atemwegen und wirkt antimikrobiell. Er beruhigt, weil er uns an Wald erinnert, und die ätherischen Öle der Fichte entspannen uns. Die Harz-Brustsalbe wird mit Thymian verstärkt. Für Kinder eignet sich Quendel, der wilde und milde Thymian, gut.

ZUTATEN

150 g Butterschmalz
50 g Olivenöl
60 g Fichtenharz
2 EL Thymian, getrocknet
20 g Bienenwachs

ZUBEREITUNG

Das Olivenöl mit Harz und Thymian erwärmen und mindestens eine halbe Stunde warm ziehen lassen. Dann abseihen und das Bienenwachs zugeben. Wenn kein Wachs zur Hand ist, kann es auch weggelassen werden, weil das Butterschmalz die Wirkstoffe ebenfalls gut einschleust. Wenn sich das Wachs aufgelöst hat, die Salbe in Glastiegel füllen, auskühlen lassen und zuschrauben.

ANWENDEN

Brust und Nase nach Bedarf mehrmals täglich einschmieren.

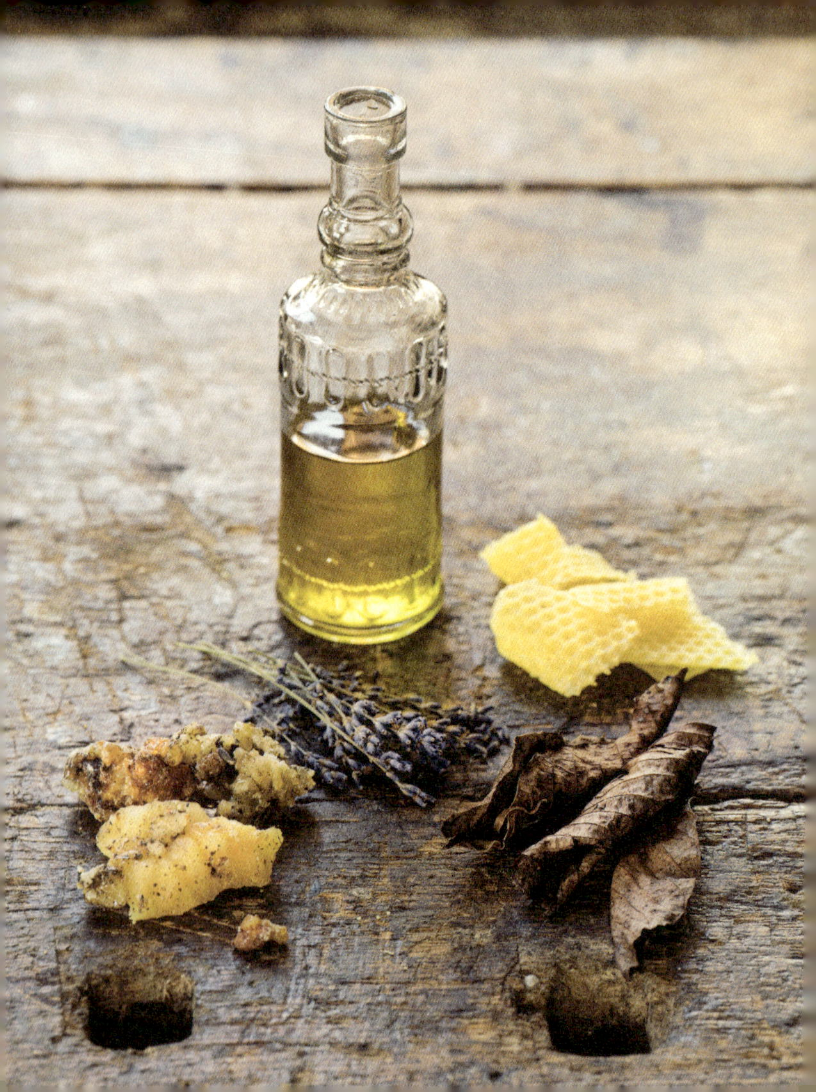

Fussbalsam mit Harz

Der Fußbalsam mit Harz durchwärmt die Füße, hemmt Fußpilz und Schweißbildung. Schweißhemmende Kräuter sind vor allem Salbei und Walnussblätter, pilzhemmende sind neben dem Harz auch noch Kamille, Thymian, Rosmarin und Lavendel.

ZUTATEN

200 g Olivenöl
80 g Fichtenharz
1 EL Walnussblätter, getrocknet
1 EL Lavendelblüten, getrocknet
40 g Bienenwachs

ZUBEREITUNG

Das Olivenöl mit Harz, Walnussblättern und Lavendel erwärmen und mindestens eine halbe Stunde warm ziehen lassen. Dann abseihen und das Bienenwachs zugeben. Wenn sich das Wachs aufgelöst hat, kann die Salbe in Glastiegel gefüllt werden. Auskühlen lassen und zuschrauben.

ANWENDEN

Den Fußbalsam nach Bedarf einmassieren.

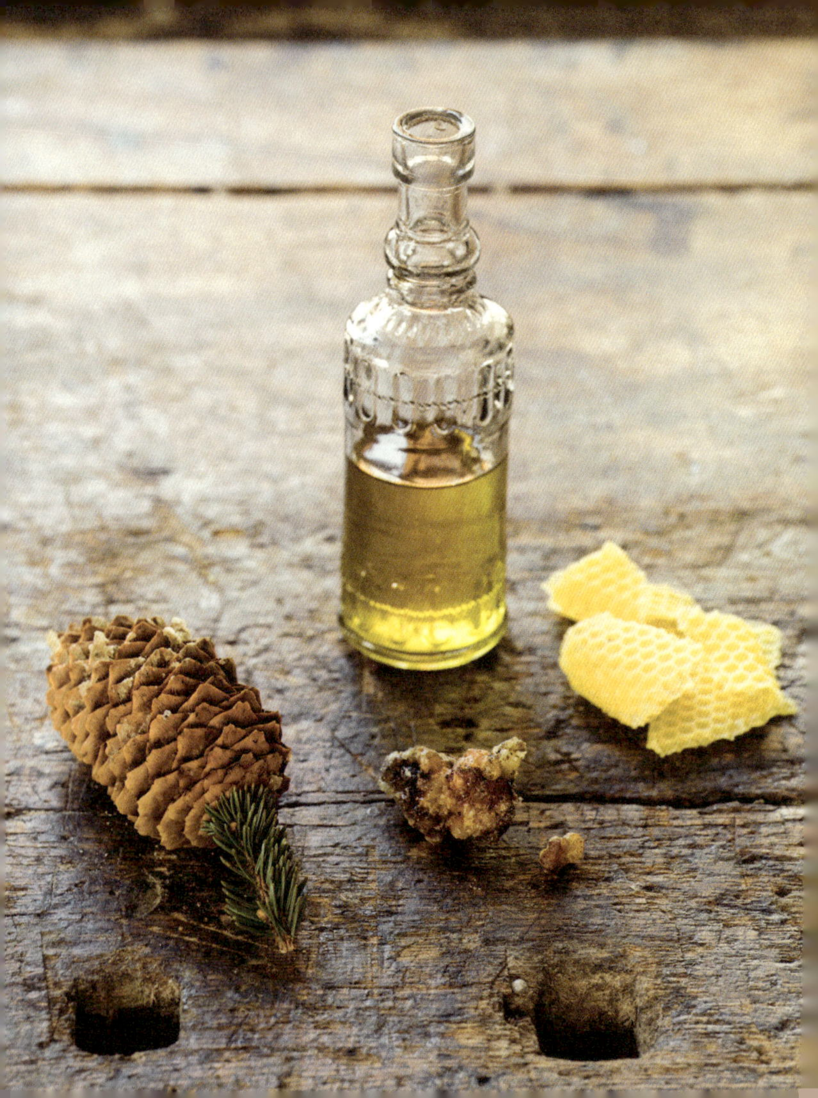

Zapfensalbe

Die Zapfensalbe nutzt das klare und duftende Harz, das der Baum für den Schutz der Samen herstellt. Dazu werden sehr harzige Zapfen von Nadelbäumen verwendet. Wenn diese nicht verfügbar sind, können ganz junge, noch grüne Zapfen für einige Stunden bei 40 bis 50 °C in warmes Öl gelegt werden. So wird durch die Wärme das Harz herausgezogen. Auch einige Tage am Sonnenfenster oder auf dem Kachelofen reichen meistens aus, um die Harzausscheidung anzuregen.

ZUTATEN

0,5 Liter Olivenöl
einige harzige Zapfen
100 g Bienenwachs

ZUBEREITUNG

Das Olivenöl mit den Zapfen auf 60 bis 70 °C erwärmen und eine Stunde ziehen lassen, damit sich möglichst viel vom Harz löst. Dann abseihen und das Bienenwachs darin schmelzen. Die Salbe in Glastiegel gießen, auskühlen lassen und zuschrauben.

ANWENDEN

Lokal bei Verspannungen, Muskelschmerzen und auf der Brust bei Erkältung oder Husten.

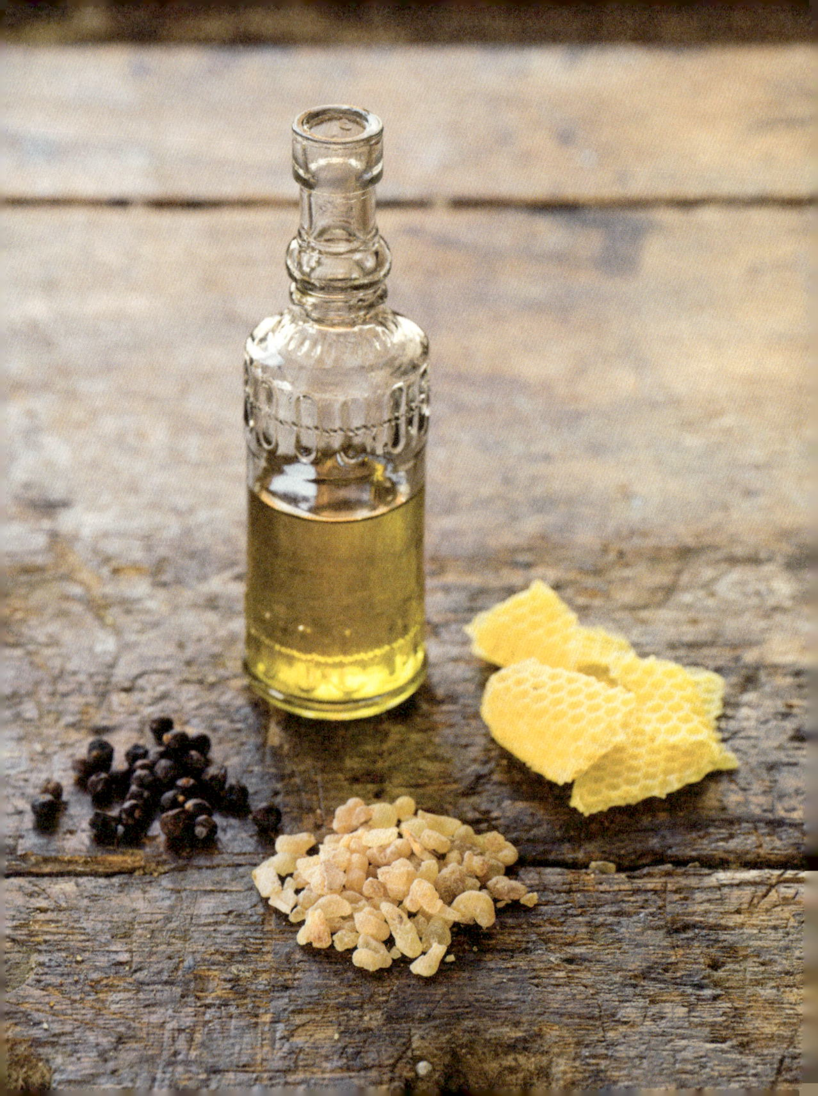

Weihrauchsalbe für die Gelenke

Für die Weihrauchsalbe verwenden wir *Boswellia serrata*, den Weihrauch aus Ostindien. Er enthält viel von den entzündungshemmenden Boswelliasäuren, die direkt in den Schmerzstoffwechsel eingreifen. Die Wacholderbeeren verstärken die Wirkung.

ZUTATEN

0,2 Liter Olivenöl
100 g Weihrauch
1 EL Wacholderbeeren, gemörsert
40 g Bienenwachs

ZUBEREITUNG

Das Olivenöl mit Weihrauch und Wacholderbeeren erwärmen und eine halbe Stunde warm ziehen lassen. Dann abseihen und das Bienenwachs darin schmelzen. Die Salbe in Glastiegel gießen, abkühlen lassen und verschließen.

ANWENDEN

Bei abgenützten Gelenken, Arthrose und Arthritis.

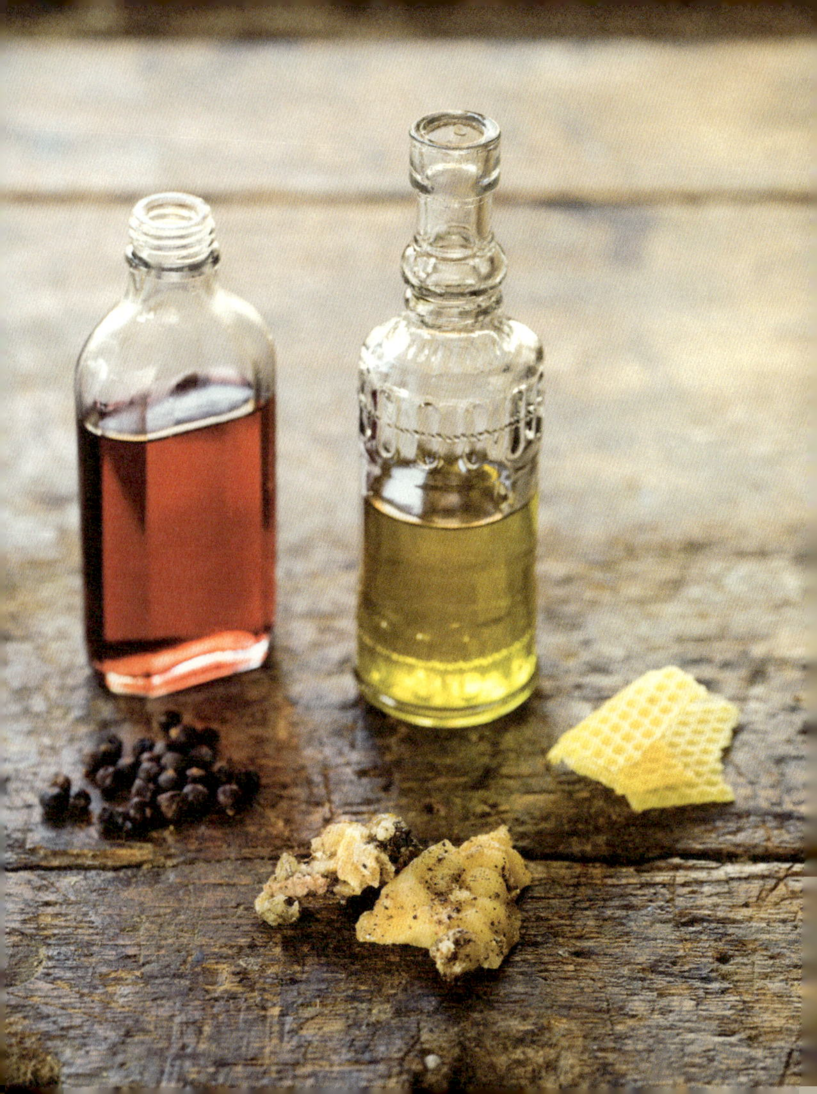

Harzeinreibung

Wer eine flüssige Einreibung mit Harz machen möchte, sollte trotzdem eine ganz kleine Menge Bienenwachs von etwa einem bis zwei Prozent verwenden. Das Wachs schleust das Harzöl in die Haut ein. Die Kombination von Johanniskraut, Fichtenharz und Wacholder wirkt schmerzstillend und muskelentspannend. Bei steifem Nacken werden damit gute Erfolge erzielt.

ZUTATEN

150 g Olivenöl
100 g Johanniskrautöl
100 g Fichtenharz
2 EL Wacholderbeeren, gequetscht
4 g Bienenwachs

ZUBEREITUNG

Die Hälfte vom Johanniskrautöl und das Olivenöl mit Fichtenharz und Wacholderbeeren erwärmen und bei etwa 60 bis 70 °C mindestens eine halbe Stunde ziehen lassen. Dann abseihen und das Bienenwachs darin auflösen. Zum Schuss mit dem restlichen, unerhitzten Johanniskrautöl mischen und in eine dunkle Flasche füllen.

ANWENDEN

Bei Muskelverspannungen mit dem Harzöl einreiben.

Was die Wissenschaft zu Harzen sagt

Harz ist eine komplexe Mischung aus nicht-flüchtigem Kolophonium und flüchtigen Bestandteilen. Kolophonium wiederum ist zu etwa 90 Prozent eine Mischung aus Harzsäuren wie Abietinsäure, Laevopimarsäure, Dehydroabietinsäure, Pimarsäure sowie Palustrinsäure und besteht zu 10 Prozent aus Fettsäureestern, Terpenalkoholen und Kohlenwasserstoffen. Bereits in den 1990er-Jahren veröffentlichte Thor Söderberg, vom Universitätsklinikum Umeå in Schweden, einige handfeste Hinweise für die Wirksamkeit der Fichtenpechsalbe (Söderberg, 1990). Seit 2002 forschen finnische Wissenschafter intensiv zur medizinischen Anwendung von Fichtenharz und hausgemachten Fichtenharzsalben. Arno Sipponen untersuchte mit seinen Kollegen in einer prospektiven, randomisierten, kontrollierten multizentrischen Studie 37 Patienten mit Druckgeschwüren Dekubitus Grad II-IV in 11 Krankenhäusern in Finnland. Diese wurden mit einer hausgemachten Fichtenharzsalbe oder mit Hydrokolloid-Polymer behandelt. Bei 12 Patienten der Harz-Gruppe (92 %) und bei

4 Patienten der Hydrokolloid-Polymer-Gruppe (44 %) heilten die Geschwüre innerhalb von sechs Monaten vollständig ab. Der Unterschied war statistisch signifikant. Zudem wurden Bakterienkulturen aus dem Ulkusbereich in der Harz-Gruppe häufiger innerhalb von einem Monat negativ. Die Forscher schließen aus der Studie eine höhere Wirksamkeit von Harzsalben bei Druckgeschwüren als von Cellulosepolymergaze (Sipponen, 2008).
Die Gruppe um Arno Sipponen untersuchte auch Wundheilung, Kostenwirksamkeit und allergisches Potenzial von Fichtenharzsalben nach Operationen. Sie konnten zeigen, dass auch komplizierte chirurgische Wunden erfolgreich mit Harzsalben behandelt werden können und dass die Kosten sowie die allergischen Reaktionen gering sind (Sipponen, 2012).

Ein deutscher Forschungsbericht zeigt bei 1 bis 4 Prozent der Bevölkerung eine Kontaktallergie auf Kolophonium. Nach diesen Zahlen gehört es zu den häufigsten Kontaktallergenen, wobei Frauen stärker betroffen sein dürften als Männer. Allerdings ist das allergene Potenzial des nativen Harzes wesentlich geringer als das der oxidierten Stoffe. Die Harze sollten deshalb sofort luftdicht verschlossen und dunkel gelagert werden (Schnuch, 2004).

In einer anderen Untersuchung prüften Arno Sipponen und Kirsi Laitinen die notwendige Kolophoniumkonzentration für eine antibakterielle und antimykotische Wirkung. Eine Konzentration von 10 Gewichtsprozent reduzierte Staphylococcus aureus innerhalb von einem Tag signifikant und die Besiedelung aller Mikroorganismen innerhalb von 4 Tagen signifikant (Sipponen, 2011). Diese Konzentration von 10 Prozent Kolophonium wird in volksmedizinischen Pechsalben erreicht, die zu etwa einem Drittel aus Harz bestehen.

Die antimikrobielle Wirkungsweise von Fichtenharz gegenüber *Staphylococcus aureus* dürfte nach Ansicht der finnischen Forscher in einer Veränderung der Zellmembran der Bakterien liegen. Das Harz ist demnach in der Lage, die Zellwände von *Staphylococcus aureus* zu verdicken und deren Aggregation und Fettsäuren zu verändern (Sipponen, 2009). Dadurch soll die Energiegewinnung der Bakterienzelle beeinträchtigt werden. Bei der Anwendung werden hohe Mengen an fettlöslichen Harzsäuren gelöst. Möglicherweise spielen auch wasserlösliche Lignane und Zimtsäuren eine Rolle. Die Wirksamkeit gegenüber dem resistenten *Staphylococcus aureus* (MRSA) und den Vancomycin-resistenten Enterokokken (VRE) ist von besonderem medizinischen Interesse, obwohl die Fichtenharzsalbe eine bakteriostatische Wirkung gegenüber allen in der Medizin bedeutenden grampositiven Bakterien zeigt.

Von den gramnegativen Bakterien konnte die Fichtenharzsalbe nur *Proteus vulgaris* eliminieren (Sipponen, 2007).

An der Universität Tübingen zeigte Professor Ammon die entzündungshemmende Wirkung der Harze von Boswellia-Arten (*Boswellia sacra* aus dem Jemen oder Oman, *Boswellia carteri* aus Somalia oder *Boswellia serrata* aus Ostindien). Bei 60 bis 70 Prozent der Patienten mit rheumatoider Arthritis, Osteoarthritis, chronischer Kolitis, Colitis ulcerosa, kollagener Kolitis, Morbus Crohn und Asthma bronchiale konnte eine Verbesserung erzielt werden (Ammon, 2016).

Jokkinen und seine Kollegen konnten mit einer 9-monatigen Fichtenharzbehandlung knapp die Hälfte der Patienten mit Onchomykose (Nagelpilzinfektion mit Faden-, Spross- oder Schimmelpilzen) erfolgreich behandeln (Jokinen, 2016).

Karsten Münstedt bewertet Propolis, das Kittharz der Bienen, als das beste natürliche antivirale Mittel. Propolis soll teilweise sogar dem Virustatikum Aciclovir überlegen sein (Münstedt, 2019). Simona Martinotti von der Universität Piemont in Italien zeigte, dass Propolis in Zellkulturen die Bildung von Wasserstoffperoxid anregt, was die Wundheilung dauerhaft fördert (Martinotti, 2019).

Glossar

Balsam: In ätherischen Ölen gelöste Harze, die von Pflanzen spontan oder als Antwort auf Reize oder Verletzungen ausgeschieden werden.
Synonyme: Oleoresin, Kallusharz, Kalluspech, junges Faulpech (volksheilkundlich)

Faulpech, Kalluspech: Harz, das an verwundeten Bäumen klebt. Es wird für volksmedizinische Wundheilsalben gesammelt.

Kolophonium: Nicht-flüchtiger, fester Bestandteil vom Kiefernharz, der hauptsächlich aus Harzsäuren (z. B. Abietinsäure, Neoabietinsäure, Pimarsäure, Lävopimarsäure, Palustrinsäure) besteht. Es handelt sich dabei um den terpentinölfreien Rückstand des Terpentins.
Synonyme: Colophonium INCI, *Terepinthinae resina*, Griechisches Pech (lat. *Pix graeca*), Geigenharz
Kolophonium dient heute noch als Bindemittel und als Bestandteil von Klebstoffen und Druckereifarben.

Lörget: Volksheilkundlich für Lärchenharz.

Terpentin: Frisches Harz von Nadelbäumen, besonders von Kiefern und Lärchen, das noch nicht mit der Luft reagiert hat. Terpentin ist ein Gemisch aus nicht-flüchtigem Kolophonium und flüchtigen Bestandteilen (Terpentinöl).
Synonyme: Balsam, Balsamöl, Balsamharz, frisches Baumharz, pharmazeutischer Balsam, Terpentinbalsam, Terebinthina

Terpentinöl: Durch Destillation gewonnener flüchtiger Anteil aus Terpentin von Kiefern.
Synonyme: Terepinthinae oleum, Terepinthinae aetheroleum, Terepinthinae aetheroleum medicinale, Terpentinöl vom Strandkiefer-Typ PhEur
Terpentinöl findet sich als Lösemittel in Farben, Schuhcremes, Reinigungsmitteln sowie insektiziden, antirheumatischen und broncholytischen Mitteln.

Thonnbladerl: Volksheilkundlich für Harzbläschen an der Rinde von Tannen.

Literatur

Andrea Sobieszek (Transkription): »Wie man ein Bier in der braw soll scharpff vnd wolriechend machen.« In: *Ein new Kochbuch (1581)*, Kapitel 20, Teil 3, Nr. 06, online unter: http://gastrosophie.sbg.ac.atkbforschung/r-datenbank/?rdb_rezepte=wie-man-ein-bier-in-der-braw-soll-scharpff-vnd-wolriechend-machen (12.01.2021).

Ammon HP.: Boswellic Acids and Their Role in Chronic Inflammatory Diseases. Adv Exp Med Biol. 2016; 928:291–327.

Buchart K.: Biogene Arzneimittel im Pinzgau. Dissertation Universität Salzburg, Biowissenschaften und Gesundheit, 2010.

Jokinen JJ., Sipponen A.: Refined Spruce Resin to Treat Chronic Wounds: Rebirth of an Old Folkloristic Therapy. Adv Wound Care (New Rochelle). 2016 May 1;5(5):198–207.

Martinotti S., Pellavio G., Laforenza U., Ranzato E.: Propolis Induces AQP3 Expression: A Possible Way of Action in Wound Healing. Molecules. 2019 Apr 19;24(8):1544.

Münstedt K.: Bee products and the treatment of blister-like lesions around the mouth, skin and genitalia caused by herpes viruses – A systematic review. Complement Ther Med. 2019 Apr; 43:81–84.

Schnuch A., Geier J., Lesssmann H., Uter W.: Untersuchungen zur Verbreitung umweltbedingter Kontaktallergien mit Schwerpunkt im privaten Bereich. Umweltforschungsplan des Bundesministeriums für Umwelt, Naturschutz und Reaktorsicherheit. Forschungsbericht 299 61 219; UBA-FB 000574; 2004.

Sipponen A., Rautio M., Jokinen JJ., Laakso T., Saranpää P., Lohi J.: Resin-salve from Norway spruce – a potential method to treat infected chronic skin ulcers? Drug Metab Lett. 2007 Apr;1(2):143–5.

Sipponen A., Jokinen JJ., Sipponen P., Papp A., Sarna S., Lohi J.: Beneficial effect of resin salve in treatment of severe pressure ulcers: a prospective, randomized and controlled multicentre trial. Br J Dermatol. 2008 May;158(5):1055–62.

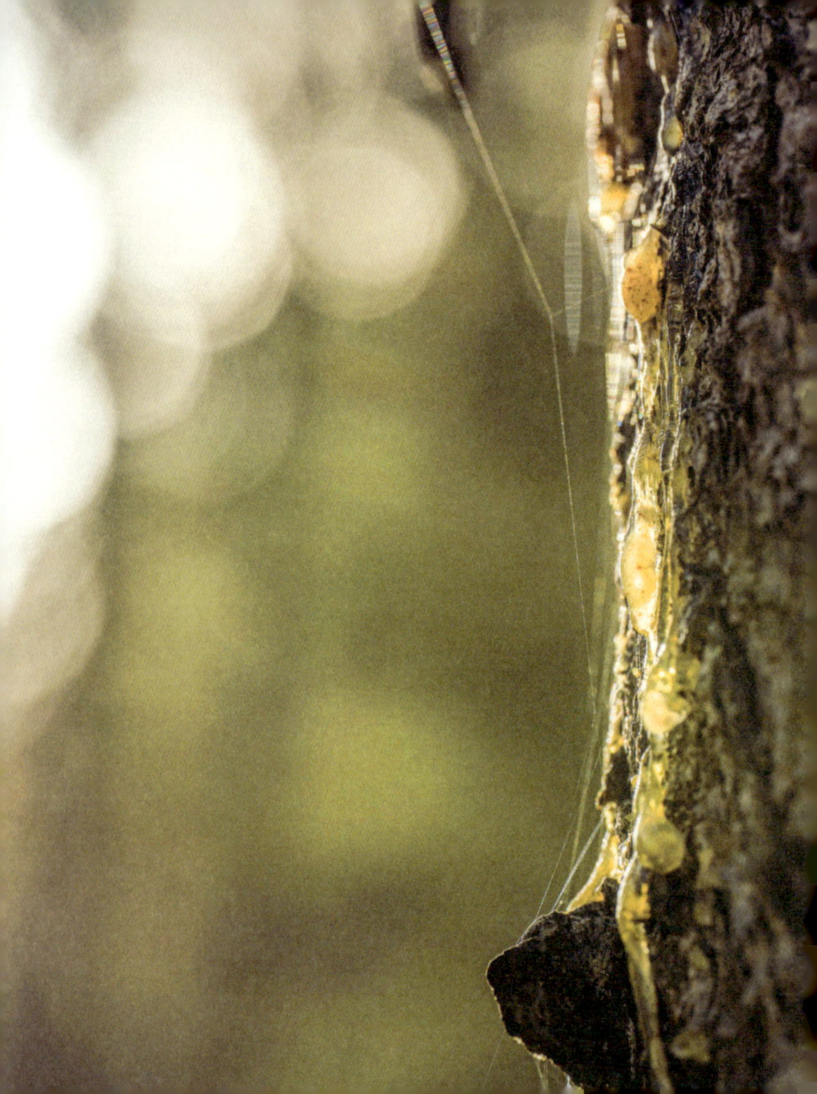

Sipponen A., Peltola R., Jokinen JJ., Laitinen K., Lohi J., Rautio M., Mannisto M., Sipponen P., Lounatmaa K.: Effects of Norway spruce (Picea abies) resin on cell wall and cell membrane of Staphylococcus aureus. Ultrastruct Pathol. 2009;33(3):128–35.

Sipponen A., Laitinen K.: Antimicrobial properties of natural coniferous rosin in the European Pharmacopoeia challenge test. APMIS. 2011 Oct;119(10):720–4.

Sipponen A., Kuokkanen O., Tiihonen R., Kauppinen H., Jokinen JJ.: Natural coniferous resin salve used to treat complicated surgical wounds: pilot clinical trial on healing and costs. Int J Dermatol. 2012 Jun;51(6):726–32.

Söderberg TA., Gref R., Holm S., Elmros T., Hallmans G.: Antibacterial activity of rosin and resin acids in vitro. Scand J Plast Reconstr Surg Hand Surg. 1990;24(3):199–205.

Stifter A.: Granit. Die Pechbrenner. Vitalis GmbH, 2002.

Unterhofer E., Hager I.: Die Lärche. Tradition und Heilkunde. Edition Raetia, Bozen, 2019.

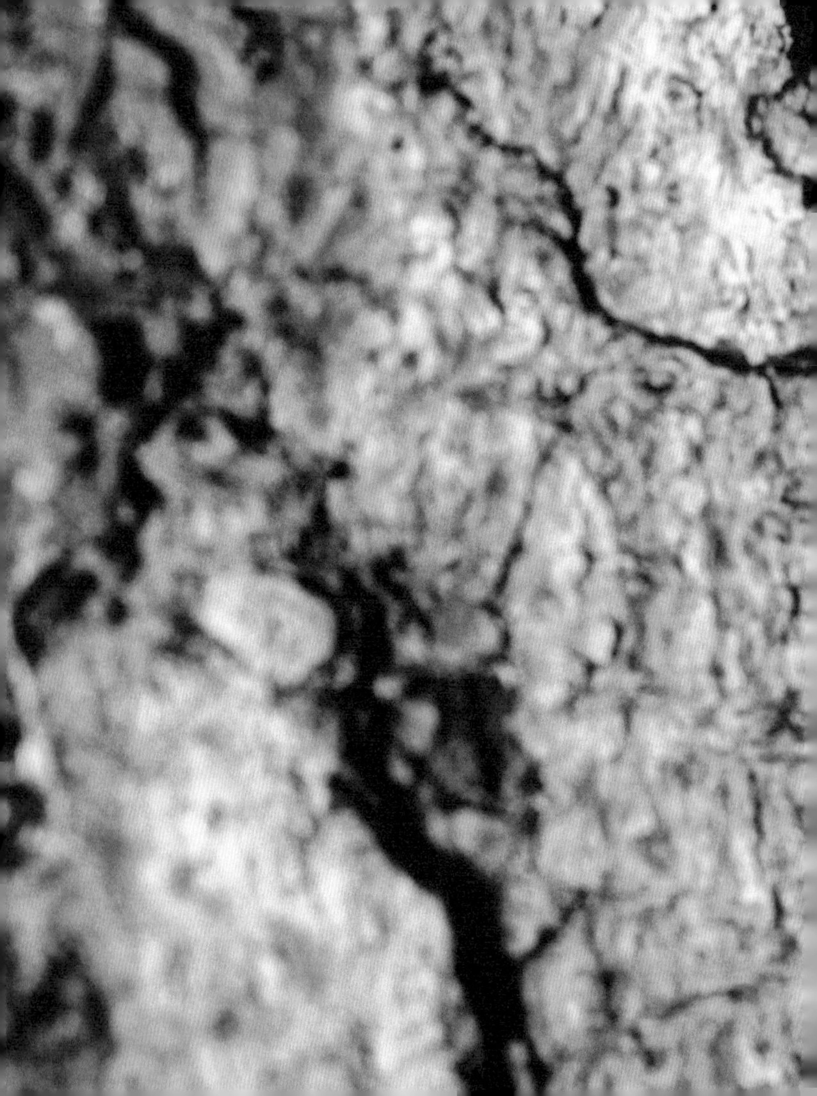

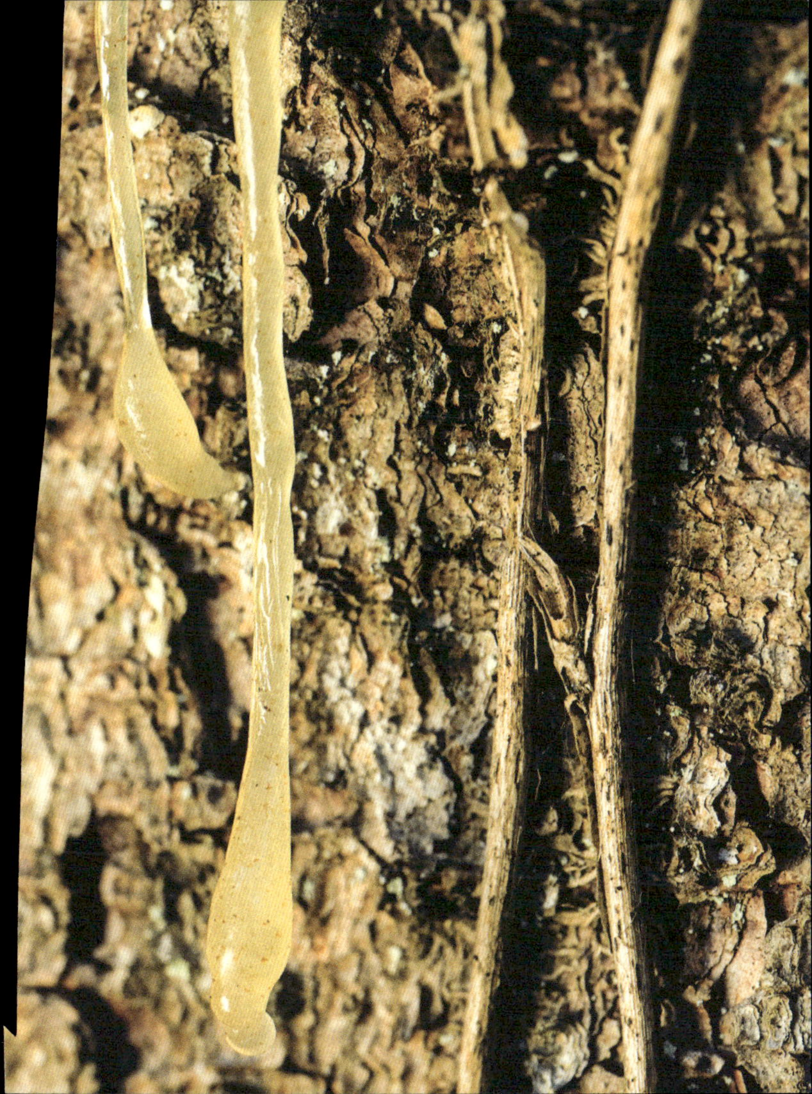

Über die Autorin

Karin Buchart verbindet das Erfahrungswissen der Heilpflanzen aus den Alpen mit der zeitgemäßen Ernährungswissenschaft und bringt es in eine alltagstaugliche Form. Sie ist Ernährungswissenschaftlerin, Autorin mehrerer Bücher und Kolumnistin im Magazin »carpe diem«. Mehr als zehn Jahre war sie Lehrbeauftragte an der Universität Salzburg und hat die Reihe »Naturapotheke« im Magazin »Servus in Stadt und Land« geschrieben, die auch als Buch veröffentlicht wurde. Sie hat das Europäische Institut für Angewandte Pflanzenheilkunde mitbegründet und den Lehrgang »Pflanzenheilkunde Praktikerin« entwickelt.

MIX
Papier aus verantwortungsvollen Quellen
FSC® C022357
FSC www.fsc.org

202324008
PRINTED IN AUSTRIA

 Gesetzt aus der Hoefler Text und The Sans. · Medieninhaber, Verleger und Herausgeber: Red Bull Media House GmbH · Oberst-Lepperdinger-Straße 11–15 · 5071 Wals bei Salzburg, Österreich · info@at.redbullmediahouse.com · Gestaltung und Satz: wir sind artisten · Bilder Cover und Innenteil: Michael Brauer

Printed by Samson Druck GmbH in Austria
ISBN 978-3-7104-0269-2